中国动物性水产食物营养数据

Nutrition Value for Chinese Aquatic Animals

基金来源

国家卫生健康委员会、财政部

中国食物成分监测项目

国民营养素需要量评估、食物环境评价及应用

中国

动物性水产食物营养数据

Nutrition Value for Chinese Aquatic Animals

中国疾病预防控制中心营养与健康所　编著

主　编　王　竹　杨月欣

副主编　刘　阳　杨晶明　徐维盛

秘　书　陆　颖　王国栋

北京大学医学出版社

ZHONGGUO DONGWUXING SHUICHAN SHIWU YINGYANG SHUJU

图书在版编目（CIP）数据

中国动物性水产食物营养数据 / 中国疾病预防控制中心营养与健康所编著 ; 王竹, 杨月欣主编. -- 北京 : 北京大学医学出版社, 2025. 5. -- ISBN 978-7-5659-3337-0

Ⅰ. R151.3

中国国家版本馆CIP数据核字第2025R1D424号

中国动物性水产食物营养数据

主　　编：王　竹　杨月欣

出版发行：北京大学医学出版社

地　　址：（100191）北京市海淀区学院路 38 号　北京大学医学部院内

电　　话：发行部 010-82802230；图书邮购 010-82802495

网　　址：http：//www.pumpress.com.cn

E-mail：booksale@bjmu.edu.cn

印　　刷：北京金康利印刷有限公司

经　　销：新华书店

责任编辑：陈　奋　　**责任校对**：靳新强　　**责任印制**：李　啸

开　　本：710 mm × 1000 mm　1/16　　**印张**：14　　**字数**：210 千字

版　　次：2025 年 5 月第 1 版　2025 年 5 月第 1 次印刷

书　　号：ISBN 978-7-5659-3337-0

定　　价：128.00 元

编委名单

广东： 纪桂元　洪晓敏　蒋　琦　吴西梅　胡曙光　李　晖
刘　锐

深圳： 王　俊　严俊安　谭洪兴　朱李佳　刘小倩　洪文旭

广西： 周为文　雷平生　李晓鹏　梁　川　周能志　吴祖军
刘　君　蒙华毅　廖艳华　林文斯

四川： 兰　真　朱　岚　林　黎　张　誉　何　玲　马梦婷
任　琳　陈　文　杨长晓　颜　玲

云南： 闵向东　刘志涛　万青青　张　强　杨彦玲　阮　元
李娟娟　董海燕　赵　江

陕西： 乔海鸥　刘　宇　王敏娟　田　丽　尹丹阳　胡佳薇
郭　蓉　王彩霞　刘存卫　袁文婷

新疆： 甫尔哈提·吾守尔　马　鑫　张　荣　张　俊　李　菁
者　炜　王冉冉　肖　潇

编校工作组（按姓名汉语拼音排序）

高　超　高慧宇　刘　阳　陆　颖　沈　湘　王国栋　王　竹
邢青斌　徐维盛　杨晶明　张雪松　赵　佳

序

人们自古临渊羡鱼，水生动物已成为我们重要的食物来源。与禽畜类食物相比，鱼类不仅同样富含蛋白质，而且肉质鲜嫩，更容易消化，加上脂肪含量相对较少，而多不饱和脂肪酸、碘、硒等成分含量较高，因此其对健康的影响更加受到关注。

我国水域分布辽阔，水产资源丰富。海域跨越了温带、亚热带、热带三个气候带，大陆架宽阔，海水养殖面积为2214.87千公顷；内陆淡水养殖面积为5409.73千公顷，是世界渔业大国和水产品进出口贸易大国。各地因地理环境不同，水产品品种和营养成分各具特色，养殖技术的更新加上环境的改善对于促进水产业发展起到了重要作用。

从人们的消费行为与健康的关系来看，很多证据表明鱼类食物对于促进儿童智力发育、降低心血管疾病发生风险、维持老年人神经健康等有重要意义。我国浙江、上海、江苏、广东等沿海地区的居民，由于蔬菜和鱼类的摄入量相对较高，在能量摄入水平与其他地区均衡的前提下，心脑血管慢性病的发生率和致死率相对较低。新近出版的《中国居民膳食指南（2022）》提出了“东方健康膳食模式”，将“鼓励适量增加以鱼类为代表的动物性水产食物的摄入”列入核心条目。

利用好我国的水产资源，了解其营养价值，并引导居民做好膳食选择不仅是营养工作者的愿望，也是健康产业发展期望获取的价值取向。

杨月欣

中国疾病预防控制中心营养与健康所

2025年2月

前　言

动物性水产食物主要包括鱼、虾、蟹、贝等，其富含优质蛋白质、脂类、脂溶性维生素、B族维生素和矿物质，营养价值较高，味道鲜美，是构建平衡膳食模式的重要组成部分。在过去的50年中，世界水产食品供应量显著增长，我国水产养殖在种类和产量上都获得了快速增长，贸易进出口量在全世界各国中名列前茅，因此在将更多产品端上百姓餐桌的同时，有必要对这些产品的来源及营养价值做出及时的评价，为应对健康需求开展资源挖掘提供资料。

收集和建设国家级水平的水产食物成分及其制品的数据库，不仅有助于全面掌握水产食物的营养特征和变化水平，而且对于精确评估其对人体健康的影响，针对不同个体或群体制订适宜的膳食指南和营养方案，提出更有效且更经济的营养政策布局也是必需的。2011年联合国粮食及农业组织（FAO）/国际食物成分数据系统（INFOODS）针对原型水产食物建立了全球范围内的数据集uFiSh，收录了多个国家的数据资料，并分别在FAO/INFOODS生物多样性成分数据库BioFoodComp2.1和FAO/INFOODS分析数据库AnFooD1.0中发布。从数据集的现状来看，由于数据来源与质量不同、维生素和矿物质的数据缺乏、稀少物种数据缺如等原因，新一轮水产类食物成分数据征集工作正在进行中。

我国早在1928年就有了食物成分数据，经过近百年的努力和不断发展更新，出版了不同版本的《中国食物成分表》。随着我国食物相关产业链的加速拓展，居民日常生活中各类食物的可获得性和消费量不断提升，向水产要资源是践行大食物观的方向性目标之一；而如何满足人民群众日益增长的健康需求，动态调整食物保障和公共卫生策略，就需要实时掌握当下各地食物资源以及居民食物消费模式的转变，根据食物营养富集状况找到可行的健康指引方法并规避可能的风险问题。在国家财政部的支持下，卫生部疾病预防控制局于2010年启动了“中国食物成分监测项目”。

本书整理了2010—2020年由18个省（自治区、直辖市）19个监测点完成的633个水产食物样品的监测数据，经归类总结后涉及86科149属共170余种动物。本书的出版将有助于人们直观地了解不同水产品的营养成分含量水平及资源的覆盖情况，希望对于引导健康产业相关领域的布局起到参考作用。

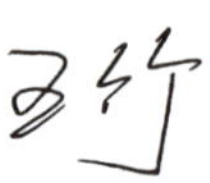

中国疾病预防控制中心营养与健康所

2025年2月

目　录

其他类　Others / 179

中国食物成分监测项目简介

中国食物成分监测项目是反映国家的公共卫生能力、落实营养与健康工作的重要组成部分，不仅是承接健康中国战略的重要载体，也是引导农业和食品加工业健康化发展、有效带动居民健康生活方式的纽带和桥梁。随着经济增长，我国食物供应量逐步提升，居民营养和健康状况面临着新的挑战。为了满足人民群众日益增长的健康需求，做好新时代全国居民营养健康状况调查，2010 年卫生部疾病预防控制局将食物成分监测内容纳入重大疾病防治项目管理方案，尝试在黑龙江、上海、浙江、山东、广东、广西、四川、陕西 8 个省（自治区、直辖市）建立监测点；2012 年监测点范围扩大至北京、湖南、江苏、湖北、河南、福建、天津、云南；2014 年进一步列入辽宁、安徽、山西、新疆；深圳作为邻近港澳特别行政区的经济特区也被列入监测计划。随着健康中国战略的推进，为落实《"健康中国 2030"规划纲要》《中国营养改善行动计划》《国民营养计划（2017—2030 年）》等系列工作部署，2020 年中国食物成分监测项目已覆盖 31 个省（自治区、直辖市）。

食物成分数据库的建设任务艰巨且宏大，在《国务院办公厅关于促进和规范健康医疗大数据应用发展的指导意见》（国办发〔2016〕47 号）文件指导下，食物营养数据将成为链接食品行业、康养行业和医疗健康数据的端口之一。为完成好这一工作，各地集成营养领域、慢性病防治领域、理化评估领域的专业人员共同推进此项工作，而数据信息化的沟通与平台建设，有利于推进智能化发展。

截至 2022 年，项目已经初步完成各省居民常消费食物和地方主产特色食物的基本调研，获得 8182 种食物营养成分的测评数据，包括原型食物、加工食品、成品菜肴和部分外卖食品，为开展国家营养相关慢性疾病的评估、发现影响居民健康的危险膳食因素、提出有效的预防策略提供数据资料，也为支撑国家“减盐、减油、减糖”的具体行动提供数据支持（图 1）。

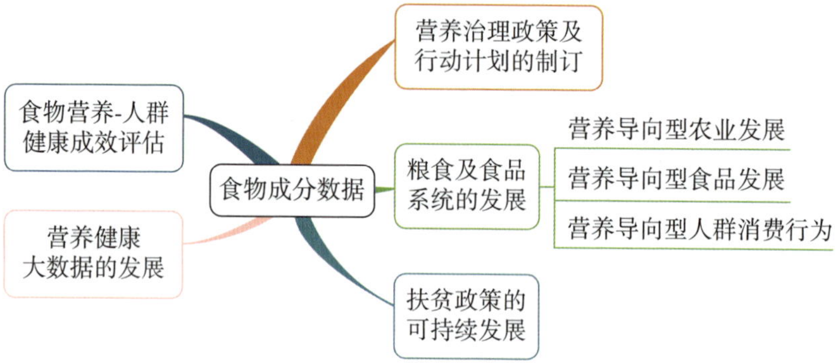
食物成分数据
营养治理政策及
行动计划的制订
食物营养-人群
健康成效评估
粮食及食品
系统的发展
营养导向型农业发展
营养导向型食品发展
营养导向型人群消费行为
营养健康
大数据的发展
扶贫政策的
可持续发展

图 1　食物成分数据的意义

未来依靠监测平台，将不断拓展科学研究的方式方法，针对不同人群的消费习惯，聚焦婴幼儿、儿童青少年、孕妇乳母、老年人消费量高的食品开展监测；针对不同地区的饮食文化，梳理可利用的地方资源，建立与地理相关的特色食物监测网络，围绕服务于人民健康需求的目标，提供更翔实的信息资料。

鱼类食物对人体健康的影响

世界上动物性水产资源非常丰富，常见的有鱼、虾、蟹、贝，它们共同的营养特征是蛋白质含量较高。由于鱼的品种最多、产量最大、消费量最高，因此在做动物性水产食物与健康关系的研究时常以鱼（fish）作为代表。

一、鱼类食物的营养价值

鱼类是人类膳食中的重要组成部分，其营养成分含量组成是了解其营养特点的主要内容。鱼富含蛋白质，含有丰富的必需氨基酸；脂肪含量虽然不如畜禽肉高，但是其脂肪酸构成对健康的影响值得关注。在维生素和矿物质方面，鱼肉是维生素 D、硒、碘的良好膳食来源。正是由于鱼的营养丰富，因此其对心血管疾病、代谢性疾病、癌症以及智力发育或认知的影响受到广泛关注。

1. 蛋白质

鱼类的蛋白质含量一般为 15% ~ 22%，属于优质蛋白。由于蛋白质多为细短的肌原纤维，而且水分含量较多，因此肌肉组织更为柔软细嫩，有助于消化吸收。在氨基酸组成上，鱼肉含有人体所必需的各类氨基酸，尤其是亮氨酸和赖氨酸。精氨酸、胱氨酸、亮氨酸、蛋氨酸、色氨酸、酪氨酸、天冬氨酸、谷氨酸、甘氨酸、脯氨酸和牛磺酸等可被归类于功能性氨基酸（FAA），可在人体内发挥多种功能，如帮助调节基因表达、传递细胞信号、刺激棕色脂肪组织发育与产能、调节体成分及免疫反应、辅助抗氧化、改善神经功能。

2. 脂肪与 *n*-3 多不饱和脂肪酸

鱼肉中脂肪含量为 1% ~ 15%，低于一般的陆生动物，但从脂肪酸构成上，多不饱和脂肪酸（PUFA），尤其是 *n*-3 长链多不饱和脂肪酸（*n*-3 LCPUFA）占比较高。根据脂肪含量水平，鱼可以分为：瘦鱼（lean fish）或少脂鱼（non-fatty fish），指脂肪含量＜1%的鱼，如鳕鱼、鳐鱼；中脂鱼（medium-fatty fish），指脂肪含量为1%～5%的鱼，如大黄鱼、白鲢鱼；多脂鱼（oily fish），也叫肥鱼（fatty fish），指脂肪含量＞5%的鱼，如带鱼、鲑鱼、沙丁鱼、鲭鱼。脂肪含量更高（＞15%）的鱼也被称为特多脂鱼（extra-oily fish）[1]。受到生存环境、季节、发育过程等因素的影响，鱼的脂肪含量变化很大。比如，在产卵期和冬季迁徙期多脂鱼的二十碳五烯酸（EPA）和二十二碳六烯酸（DHA）含量最低；与养殖鱼相比，野生鱼的脂肪含量相对较低，这不仅与其活动强度、环境压力较大有关，也与食物来源有关。

多不饱和脂肪酸（PUFA），特别是EPA和DHA，主要来自鱼（油），多脂鱼每100 g肌肉组织中可含有1.4～2.5 g EPA+DHA。研究显示，摄入一定量的*n*-3 PUFA对降低高脂血症、减少动脉粥样硬化、癌症、认知障碍发生风险有利，因此成为鼓励人们适当摄入鱼类食物的重要依据之一。另外，鱼肉的极性脂、磷脂等对健康的影响也值得关注。

3. 碳水化合物

鱼肉中碳水化合物含量很低，一般在10%以下，除了肌肉中的糖原外，有的鱼体内会含有少量黏多糖。

4. 维生素

鱼肉是脂溶性维生素的良好来源，特别是鱼油，常用于补充维生素A、维生素D，也是烟酸等B族维生素的良好来源。根据鱼肉色泽，很多呈现橙色、红色的鱼虾会含有一定水平的类胡萝卜素，比如虾青素、角黄素[2]。由于虾青素的抗氧化活性较玉米黄质、叶黄素、角黄素、β-胡萝卜素、α-生育酚高，因此对于保护细胞膜免受氧化损伤有一定益处。与畜禽肉相比，鱼肉的维生素E含量也较为丰富，但受品种、组织分布、生长环境及饲养条件等因素的影响，存在较大变异。

5. 矿物质

由于特殊的地理环境和饮食环境，水产食物和陆生食物在矿物质富集程度上有很大的差别。通过比较我国食物成分表中人们常吃的畜肉和鱼的矿物质含量数据，可以得到这样的一些认知，即鱼肉中钾、磷、镁、碘、硒的含量普遍高于畜肉。

二、鱼类食物对人体健康的影响

鱼类被公认为是一类有利于心脏的食物。有关鱼与健康的研究资料大部分集中在欧美国家或部分岛屿国家，研究对象多以海水鱼为主。以流行病学研究为主的报道探讨了鱼摄入总量或 DHA+EPA 补充对心血管疾病、脑卒中、糖尿病、痴呆及认知功能障碍、老年黄斑变性和甲状腺疾病等的影响。通过在 PubMed、Web of Science 等文献资料库中检索“[Fish AND（review OR‘systematic review’OR meta-analysis）] AND（consumption OR intake）”，可以一览鱼类食物与健康的证据。

1. 鱼类与心血管疾病风险及死亡

鱼类是有助于保护心脏的食品之一，目前的文献资料为增加鱼类摄入量可降低心血管疾病（CVD）风险、全因死亡和 CVD 死亡风险提供了令人信服的证据。

EPA 和 DHA 作为 *n*-3 多不饱和脂肪酸对心血管的保护作用被广泛认可，适当补充 *n*-3 多不饱和脂肪酸可引导血小板聚集、脂质分布、内皮功能，使心律活动和炎症状态向有利于心脏保护的方向转变[3]，充血性心力衰竭等疾病的发生率降低[4]。鱼类是 EPA 和 DHA 的良好来源，增加鱼类的摄入量可观测到血浆 EPA 和 DHA 水平的上升；相比于鱼油，来自鱼肉的 *n*-3 脂肪酸能更有效地进入血浆 / 血脂中，生物利用度似乎更强。

针对患有冠心病的前瞻性研究和临床对照试验显示，来自鱼类的 *n*-3 PUFA（EPA+DHA）可能是预防心脏性猝死的有利因素之一，如致命的缺血性心脏病、心律失常性死亡、缺血性脑卒中。流行病学研究显示，与鱼类摄入量低的人群相比，摄入量高的人群心力衰竭风险大约降低 15%（95%CI：1% ～ 27%）；线性关系为每天增加摄入 15 g 鱼，心力衰竭风险降低 5%（RR=0.95；95%CI：0.93 ～ 0.98）[5]，男性和女性之间可能会略有差异[6-7]。Jayedi 等荟萃分析了 14 项研究资料，通过对 911 348 名年龄在 30 ～ 84 岁的参与者随访 5 ～ 30 年，证明每天增加摄入 20 g 鱼，心血管疾病死亡风险和全因死亡风险呈显著负相关[8]。

如果改变膳食习惯，用适量鱼肉、禽肉取代红肉或加工红肉对于预防过早死亡可能是有意义的。与从不吃鱼类的人相比，每天食用 60 g 鱼类可使全因总死亡风险降低 12%（RR=0.88；95%CI：0.83 ～ 0.93）[9]。有意思的是，鱼类摄入量与死亡的关联可能因地理区域而异。在亚洲，鱼类摄入与全因死亡、心血管疾病死亡、心肌梗死的风险呈线性负相关，即增加鱼类的摄入，全因死亡风险降低（RR=0.97；(95%CI：0.96 ～ 0.98)；而在西方国家，则呈一定的 U 形关联，也就是过量摄入鱼类可能还会增加疾病死亡风险。

2. 鱼类与糖尿病

由于蛋白质和脂肪均可能影响糖脂代谢，因此鱼肉摄入与糖尿病的关系得到关注。与以瘦畜、禽肉为主的膳食相比，瘦鱼可以提供更多的丙氨酸、精氨酸、天冬氨酸、甘氨酸、蛋氨酸和赖氨酸，相对较低的支链氨基酸（BCAAs）和相对较高的精氨酸，有利于帮助胰岛素抵抗患者提高胰岛素敏感性；而且瘦鱼饮食者血液中性激素结合球蛋白、高密度脂蛋白 2 胆固醇（HDL2-C）的浓度也会有所增加。另外，*n*-3 PUFA 可以通过改变细胞膜功能、酶活性、胰岛素信号和基因表达等途径影响糖代谢。

有研究显示，鱼类摄入量高低与代谢综合征的发生存在显著的负相关（RR=0.71；95%CI：0.58 ～ 0.87）；每周增加一份鱼可降低 6% 代谢综合征发生风险（RR=0.94；95%CI：0.90 ～ 0.98）。一项对 28

项前瞻性队列研究的荟萃分析证明了鱼类摄入与2型糖尿病的相互作用[10]。受环境污染、地理位置及烹饪方法等因素的影响，不同的研究结果间还存在较大的异质性[11]。相比于瘦鱼和贝类，多脂鱼降低2型糖尿病发生风险的益处更强，尤其对于亚洲人而言[12]。

3. 鱼类与癌症

n-3多不饱和脂肪酸抗炎和免疫调节作用可以为解释鱼类与癌症风险关联的生物学机制提供一些帮助[13]。干预性研究结果表明，补充*n*-3多不饱和脂肪酸可以减少炎症标志物的产生，对于与炎症高度相关的癌症预防可能是有益的，如90%以上可归因于肝损伤和炎症的肝癌。*n*-3多不饱和脂肪酸在癌症相关生物途径方面的作用也不容忽视，如对转录因子活性、基因表达、信号转导及肿瘤细胞凋亡、血管生成和肿瘤转移的影响等。

Lee等通过对12项研究的荟萃分析，总结了*n*-3多不饱和脂肪酸与癌症的关系，认为尽管*n*-3多不饱和脂肪酸与癌症（如肝癌、乳腺癌、前列腺癌和脑癌）关系的研究很多且涉及面较广，但是令人信服的证据还不够充分[14]。对于某些特定部位的癌症（如肝癌），可能适量增加鱼类的摄入量可以降低患病风险[15]，但对于鱼类与前列腺癌的关系争议较大[16]，无论是鱼类摄入水平，还是鱼类的品种、来源、加工方法，各地人们的饮食习惯、基因多态性、代谢特点、所处的生命阶段等因素都会不同程度地影响到研究结果。Maria Hedelin等分析了瑞典经病理检验确诊的前列腺癌患者和对照人群的鱼摄入量，认为与不吃鱼类的人相比，每周进食1次以上鲑鱼可降低前列腺癌的发生风险（OR=43%；95% CI：24% ～ 57%）；鲱鱼和鲭鱼虽同属于多脂鱼，但它们对预防前列腺癌的发生风险的独立效应却未被证实，如果和鲑鱼一起统计摄入总量，结果显示每周吃5份多脂鱼可以降低前列腺癌的发生风险（OR=64%；95% CI：28% ～ 82%）；白鱼和贝类的摄入量与前列腺癌的发生风险又有着不一样的关联[17]。Torfadottir等利用巢式队列研究探讨不同生命阶段群体对鱼类的摄入频率、摄入量与前列腺癌发生风险的关系，认为鱼的摄入水平与前列腺癌发生风险没有直接关联，但是对于青年人或处于生命早期的男性，如果咸鱼或熏鱼摄入量高，生命晚期发生前列腺癌的相对风险会有所增高 [18]。总的来看，增加鱼类的摄入对于降低前列腺癌的死亡风险可能是有益的 [19-20]。

鱼与其他癌症（如乳腺癌、胃癌、结直肠癌、白血病）的关系，或由于研究数量较少，或由于研究设计的局限性，还不能给出较确切的答案。

4. 鱼类与认知及精神健康

鱼类与大脑神经认知关系的机制分析源于 *n*-3 PUFA 对动物和人体的干预试验。研究表明，*n*-3 PUFA 转移磷脂及抗炎特性有助于维持神经元内稳态；通过参与神经递质代谢，促进神经可塑性，防止神经损伤。5- 羟色胺和多巴胺是大脑中重要的神经递质，研究表明，健康人血浆 DHA 水平与脑脊液中 5- 羟色胺代谢产物之间存在正相关；如果饮食中缺乏 *n*-3 PUFA，可引起实验动物 5-HT_2 受体密度增加及多巴胺 D_2 受体密度降低，提示补充必需脂肪酸会影响中枢神经系统神经递质的代谢，从而起到调节相关冲动行为的作用 [21]。*n*-3 PUFA 干预有助于提高脑源性神经营养因子（BDNF）[22-23]，BDNF 在情绪障碍患者的血液中含量较低，且与病情严重程度呈负相关 [24]。另外，*n*-3 PUFA 还可能对调节促肾上腺皮质激素释放激素、蛋白激酶 C、心率变异性、增强树突分支和突触形成、抑制神经元凋亡及改善脑血流等发挥一定功效。

鱼肉摄入量与认知功能关系的研究包括了来自中国的报道。Qin 等通过对中国 1566 名 55 岁以上老年人平均随访 5.3 年的队列研究证明，65 岁以上人群每周摄入鱼肉≥ 100 g 比吃鱼少的人群认知功能障碍年均减少 35%（95%CI：0.13 ~ 0.58）[25]。另外有横断面调查发现，增加鱼肉摄入可降低阿尔茨海默病的患病率，每天食用 20 g 鱼肉对保护认知功能的作用得到证明。健康人养成定期吃鱼或 DHA 的习惯，或者从出现阿尔茨海默病早期症状前就着手进行膳食干预，对于缓解记忆障碍或阿尔茨海默病可能是有益的[26]。

Fehily 较早报告了 *n*-3 PUFA 与抑郁症关系的病例对照研究，发现内源性抑郁症患者的血液 *n*-3 PUFA 水平低于健康人，随后更多研究对此问题加以探讨。Hibbeln 和 Lin 先后对流行病学研究和 RCT 研究进行了汇总分析，证明 *n*-3 PUFA 与抑郁症状或抑郁症呈负相关[27-28]，补充 EPA 和 DHA 甚至可被视为抑郁症的治疗方法。以前瞻性研究为主的证据表明，多吃鱼类者抑郁症发生的相对风险 RR 为 0.89（95%CI：0.80 ~ 0.99），剂量反应关系显示每周食用 1 份鱼可以降低 11% 抑郁症发生风险（RR=0.89；95%CI：0.75 ~ 1.04）[29]。含有鱼类和蔬菜的高质量膳食因其炎性指数较低，可能是帮助解释降低抑郁症风险的原因[30]。通过对中学生、青年、孕妇、中年人等不同群体的鱼类摄入量与抑郁症发生关系进行分析[31]，发现鱼类摄入对于降低抑郁症风险的影响比单纯采用 *n*-3 PUFA 更强。

总的来说，有关鱼类与健康的研究很多，涉及老年黄斑变性、甲状腺功能、过敏等，Jayedi 等总结了 34 篇有关前瞻性研究的荟萃分析，并对研究方法学质量、证据等级和估计的准确性进行了评估，认为可以达到证据等级为中级的健康效益分别为：每天多吃 100 g 鱼，全因死亡率和心血管疾病死亡率相对风险分别下降 8% 和 25%；冠心病、心肌梗死、卒中、心力衰竭总相对风险（SRR）分别降低 12%、25%、14% 和 20%；多吃鱼可以降低 12% 抑郁症发生风险及 35% 肝癌发生风险。注意，对鱼的品种类型、养殖、捕捞方法以及其他影响因素应该进一步深入研究[8]，表 1 仅列出证据等级为中级的研究结果。

表 1　鱼类与健康的科学证据等级

结局	原始研究	比较方法	总相对风险(95%CI)	证据等级
心肌梗死	11	增加 100 g/d	0.75（0.65 ~ 0.93）	中级
冠心病	22	增加 100 g/d	0.88（0.79 ~ 0.99）	中级
卒中	20	增加 100 g/d	0.86（0.75 ~ 0.99）	中级
心力衰竭	8	增加 100 g/d	0.80（0.67 ~ 0.95）	中级
全因死亡	38	增加 100 g/d	0.92（0.87 ~ 0.97）	中级

续表

结局	原始研究	比较方法	总相对风险（95%CI）	证据等级
心血管疾病死亡	8	增加 100 g/d	0.75（0.65 ~ 0.87）	中级
抑郁症	8	高 / 低	0.88（0.79 ~ 0.98）	中级
肝癌	5	增加 100 g/d	0.65（0.48 ~ 0.87）	中级

引自：Jayedi A，Shab-Bidar S，Fish consumption and the risk of chronic disease：an umbrella review of meta-analyses of prospective cohort studies. Adv Nutr，2020，11（5）：1123-1133.

更多有关各类食物与健康关系的科学报告可以参考中国营养学会编著的《食物与健康——科学证据共识》。

三、各国人群鱼类食物摄入状况

不同国家人群鱼类食物摄入量差别很大，这与不同地理环境和民族饮食习惯有关，也会受到调查方法的影响。通常，食物摄入量的调查方法包括 24 h 或 72 h 回顾法、摄入频率法、总膳食法等，尽管在确定鱼类摄入总量及不同品种鱼类的摄入状况上有所偏差，但仍可窥见一斑。一项汇总了爱沙尼亚、芬兰、希腊、意大利和荷兰等 17 项欧美队列研究的结果显示，鱼平均摄入量为 19 ~ 75 g/d，EPA+DHA 平均摄入量为 89 ~ 563 mg/d；相比于美国人，欧洲人鱼类摄入量较高 [32]。美国通过调查不同人群 *n*-3 PUFA 摄入量，发现有 90% 以上的人群由食物获得的 DHA 和 EPA 远达不到推荐摄入量，尤其是儿童和年轻女性 [33]。另外来自法国和美国的队列研究结果显示，只有 6% 的人会每周摄入不低于 4 份的鱼 [34]；中年男性鱼的摄入量高于女性，但约 37% 的老年人（72 ~ 83 岁）每周不足 1 份 [35]。

从鱼类的品种来看，美国、加拿大、挪威等国家鲑鱼、鲱鱼等多脂鱼的摄入量相对较高，比如美国成人鲑鱼的摄入可占家庭水产品摄入总量的 63%。英国人大约 25.2% 的人口是多脂鱼的消费者，其中只有 7.3% 的儿童、12.8% 的青少年和 15.6% 的年轻人（20 ~ 29 岁）符合多脂鱼的摄入建议；多脂鱼平均摄入量为 3.4 ~ 19.1 g/d[36]。阿拉斯加原住民是鱼类摄入量较多的地区，当地人约 53% 的食物来自鱼类，每日摄入量 113 ～ 190 g，其中太平洋鲑占鱼类总量的 43% ～ 95%[37]。

有关我国居民鱼虾类食物摄入状况的报道，主要来源于《中国居民营养与慢性病状况报告（2020 年）》，2010—2013 年城乡居民平均每标准人日 23.6 g，2015—2017 年为 24.3 g[38]。不同地区受到地理环境的影响，摄入量会存在一定差异，而且居民可以接触到且习惯摄入的品种差异较大，这些都需要更细致的评估。

四、膳食中鱼类摄入量的建议

由于鱼类具有丰富的营养价值，世界卫生组织（WHO）建议居民每周摄入一定量的鱼类食物，以保证每日获取 200 ～ 500 mg EPA 和 DHA。适量摄入以鱼类为主的水产品是很多国家膳食指南推荐的核心内容；在一些有关降低高血压风险的膳食指南、改善心血管健康的膳食指南中也同样指出应规律摄入鱼类，尤其是用以替代来自其他动物的蛋白质和饱和脂肪[39]。我国的居民膳食指南在充分评估了鱼肉与健康的科学评价证据等级的基础上，提出了适量摄入鱼肉（每周 280 ～ 525 g）的建议[40-41]。儿童、孕妇、乳母需要补充更多的 EPA + DHA，以保证婴儿及幼儿脑的发育和智力的提升。

据 WHO 估计，到 2050 年，全球老年人口比例将从 12% 增加到 22%。慢性非传染性疾病（NCD）如心血管疾病、癌症、糖尿病和精神障碍、慢性呼吸系统疾病等是与高龄相关的常见疾病，也是世界范围内主要的死亡原因。中国 14 亿人口中，死因中的 89% 来自 NCDs。因此，促进健康生活方式、贯彻合理膳食行动、保持心理健康是预防 NCDs、降低死亡风险最有效的措施。适当增加鱼类的摄入也是构建合理膳食模式的目标之一。

参考文献

[1] 杨月欣，葛可佑．中国营养科学全书 [M]．2 版．北京：人民卫生出版社，2019.
[2] PARK J S，CHYUN J H，KIM Y K，et al．Astaxanthin decreased oxidative

stress and inflammation and enhanced immune response in humans [J]. Nutr Metab, 2010, 7: 18.

[3] ERKKILÄ A T, SCHWAB U S, LEHTO S, et al. Effect of fatty and lean fish intake on lipoprotein subclasses in subjects with coronary heart disease: a controlled trial [J]. J Clin Lipidol, 2014, 8 (1): 126-133.

[4] VIRTANEN J K, MOZAFFARIAN D, CHIUVE S E, et al. Fish consumption and risk of major chronic disease in men [J]. Am J Clin Nutr, 2008, 88 (6): 1618-1625.

[5] LAJOUS M, WILLETT W C, ROBINS J, et al. Changes in fish consumption in midlife and the risk of coronary heart disease in men and women [J]. Am J Epidemiol, 2013, 178 (3): 382-391.

[6] ZHONG V W, VAN H L, GREENLAND P, et al. Associations of processed meat, unprocessed red meat, poultry, or fish intake with incident cardiovascular disease and all-cause mortality [J]. JAMA Intern Med, 2020, 180 (4): 503-512.

[7] NIELSEN T B, WÜRTZ A M L, TJØNNELAND A, et al. Substitution of unprocessed and processed red meat with poultry or fish and total and cause-specific mortality [J]. Br J Nutr, 2022, 127 (4): 563-569.

[8] JAYEDI A, SHAB-BIDAR S, EIMERI S, et al. Fish consumption and risk of all-cause and cardiovascular mortality: a dose-response meta-analysis of prospective observational studies [J]. Public Health Nutr, 2018, 21 (7): 1297-1306.

[9] ZHAO L G, SUN J W, YANG Y, et al. Fish consumption and all-cause mortality: a meta-analysis of cohort studies [J]. Eur J Clin Nutr, 2016, 70 (2): 155-161.

[10] PASTORINO S, BISHOP T, SHARP S J, et al. Heterogeneity of associations between total and types of fish intake and the incidence of type 2 diabetes: federated meta-analysis of 28 prospective studies including 956, 122 participants [J]. Nutrients, 2021, 13 (4): 1223.

[11] SCHWINGSHACKL L, HOFFMANN G, LAMPOUSI A M, et al. Food groups and risk of type 2 diabetes mellitus: a systematic review and meta-analysis of prospective studies [J]. Eur J Epidemiol, 2017, 32: 363-375.

[12] CHEN G C, ARTHUR R, QIN L Q, et al. Association of oily and nonoily fish consumption and fish oil supplements with incident type 2 diabetes: a large population-based prospective study [J]. Diabetes Care, 2021, 44 (3): 672-

680.
[13] CALDER P C. Omega-3 fatty acids and inflammatory processes: from molecules to man [J]. Biochem Soc Trans, 2017, 45 (5): 1105-1115.
[14] LEE K H, SEONG H J, KIM G, et al. Consumption of fish and ω-3 fatty acids and cancer risk: an umbrella review of meta-analyses of observational studies [J]. Adv Nutr, 2020, 11 (5): 1134-1149.
[15] JAYEDI A, SHAB-BIDAR S. Fish consumption and the risk of chronic disease: an umbrella review of meta-analyses of prospective cohort studies [J]. Adv Nutr, 2020, 11 (5): 1123-1133.
[16] LOVEGROVE C, AHMED K, CHALLACOMBE B, et al. Systematic review of prostate cancer risk and association with consumption of fish and fish-oils: analysis of 495, 321 participants [J]. Int J Clin Pract, 2015, 69 (1): 87-105.
[17] HEDELIN M, CHANG E T, WIKLUND F, et al. Association of frequent consumption of fatty fish with prostate cancer risk is modified by COX-2 polymorphism [J]. Int J Cancer, 2007, 120 (2): 398-405.
[18] TORFADOTTIR J E, VALDIMARSDOTTIR U A, MUCCI L A, et al. Consumption of fish products across the lifespan and prostate cancer risk [J]. PLoS One, 2013, 8 (4): e59799.
[19] SZYMANSKI K M, WHEELER D C, MUCCI L A. Fish consumption and prostate cancer risk: a review and meta-analysis [J]. Am J Clin Nutr, 2010, 92 (5): 1223-1233.
[20] ESHAGHIAN N, HEIDARZADEH-ESFAHANI N, AKBARI H, et al. Fish consumption and risk of prostate cancer or its mortality: an updated systematic review and dose-response meta-analysis of prospective cohort studies [J]. Front Nutr, 2023 (10): 1221029.
[21] YAVIN E, HIMOVICHI E, EILAM R. Delayed cell migration in the developing rat brain following maternal omega-3 alpha linolenic acid dietary deficiency [J]. Neuroscience, 2009, 162 (4): 1011-1022.
[22] WU A, YING Z, GOMEZ-PINILLA F. Docosahexaenoic acid dietary supplementation enhances the effects of exercise on synaptic plasticity and cognition [J]. Neuroscience, 2008, 155 (3): 751-759.
[23] MATSUOKA Y, NISHI D, YONEMOTO N, et al. Potential role of brain-derived neurotrophic factor in omega-3 Fatty Acid supplementation to prevent posttraumatic distress after accidental injury: an open-label pilot study [J].

Psychother Psychosom，2011，80（5）：310-312.

[24] HASHIMOTO K. Brain-derived neurotrophic factor as a biomarker for mood disorders：an historical overview and future directions [J]. Psychiatry Clin Neurosci，2010，64（4）：341-357.

[25] QIN B，PLASSMAN B L，EDWARDS L J，et al. Fish intake is associated with slower cognitive decline in Chinese older adults [J]. J Nutr，2014，144（10）：1579-1585.

[26] CEDERHOLM T. Fish consumption and omega-3 fatty acid supplementation for prevention or treatment of cognitive decline，dementia or Alzheimer's disease in older adults-any news? [J]. Curr Opin Clinl Nutr Meta Care，2017，20（2）：104-109.

[27] HIBBELN J R. Fish consumption and major depression [J]. Lancet，1998，351（9110）：1213.

[28] LIN P Y，HUANG S Y，SU K P. A meta-analytic review of polyunsaturated fatty acid compositions in patients with depression [J]. Biol Psychiatry，2010，68（2）：140-147.

[29] YANG Y，KIM Y，JE Y. Fish consumption and risk of depression：epidemiological evidence from prospective studies [J]. Asia Pac Psychiatry，2018，10（4）：e12335.

[30] MOLENDIJK M，MOLERO P，ORTUÑO SÁNCHEZ-PEDREÑO F，et al.，Diet quality and depression risk：a systematic review and dose-response meta-analysis of prospective studies [J]. J Affect Disord，2018（226）：346-354.

[31] HAMAZAKI K. Role of Omega-3 Polyunsaturated fatty acids in mental healthstudies from japan [J]. J Oleo Sci，2019，68（6）511-515.

[32] MOZAFFARIAN D，DASHTI H S，WOJCZYNSKI M K et al. Genome-wide association meta-analysis of fish and EPA+DHA consumption in 17 US and European cohorts [J]. PLoS One，2017，12（12）：e0186456.

[33] RICHTER C K，BOWEN K J，MOZAFFARIAN D，et al. Total long-chain n-3 fatty acid intake and food sources in the united states compared to recommended intakes：NHANES 2003—2008 [J]. Lipids，2017，52（11）：917-927.

[34] SAMIERI C，MORRIS M C，BENNETT D A，et al. Fish intake，genetic predisposition to alzheimer disease，and decline in global cognition and memory in 5 cohorts of older persons [J]. Am J Epidemiol，2018，187（5）：933-940.

[35] LOVE D C，ASCHE F，CONRAD Z，et al. Food sources and expenditures

for seafood in the United States [J]. Nutrients, 2020, 12 (6): 1810.

[36] DERBYSHIRE E. Oily fish and omega-3s across the life stages: a focus on intakes and future directions [J]. Front Nutr, 2019 (6): 165.

[37] BRIDGES K N, FURIN C G, GERLACH R F. Subsistence fish consumption in rural Alaska: using regional monitoring data to evaluate risk and bioavailability of dietary methylmercury [J]. Sci Total Environ, 2020 (736): 139676.

[38] 国家卫生健康委疾病预防控制局. 中国居民营养与慢性病状况报告（2020年）[M]. 北京：人民卫生出版社，2022：10-12.

[39] LICHTENSTEIN A H, APPEL L J, VADIVELOO M, et al, 2021 dietary guidance to improve cardiovascular health: a scientific statement from the American Heart Association [J]. Circulation, 2021, 144 (23): e472-e487.

[40] 中国营养学会. 食物与健康——科学证据共识 [M]. 北京：人民卫生出版社，2016.

[41] 中国营养学会. 中国居民膳食指南（2022）[M]. 北京：人民卫生出版社，2022.

使用说明

本书共涵盖170余种动物性水产食物的营养成分数据。为提高读者对食物成分数据的理解和应用的准确性，书中给出了相应的食物描述信息，并尽可能附有图片，以供参考。

1. 数据来源

本次汇编数据主要来源于2010—2020年由18个省（自治区、直辖市）19个监测点完成的动物性水产食物的监测数据，并对同一品种的数据进行了汇总。

2. 动物性水产食物的分类与命名

2.1 **动物性水产食物分类**

动物性水产食物的分类方法很多。可根据物种的科学归类，按照门、纲、目、科、属进行划分，这是其中常用的方法之一，生活中常说的鱼、虾、蟹、贝可以分列其中；根据水产动物的生存水域可以分为海洋动物或淡水动物，以及在二者之间穿梭的洄游鱼；根据养殖方法可以分为野生鱼和养殖鱼，动物在繁殖过程中也会产生一些杂交品种。

本书汇编时，根据监测到的动物性水产食物品种，尽可能遵从动物的科学分类，并对照《中国食物成分表》，结合人们的消费习惯予以简化。其中：①鱼类，主要包括来自硬骨鱼纲和软骨鱼纲的动物；②甲壳类，主要包括来自软甲纲的虾、蟹及其他；③贝类，主要包括来自软体动物中双壳纲的贝、腹足纲的螺等；④其他类，包括两栖纲、爬行纲、头足纲、海参纲、钵水母纲中可食用的经济动物，见表2。

表 2　动物性水产食物分类表

习惯分类	科学分类		举例
	门	纲	
鱼类	脊索动物	辐鳍鱼纲	鲤、鲈、鲇等
		软骨鱼纲	鲨、鲼
甲壳类	节肢动物	软甲纲	虾、蟹等
贝类	软体动物	双壳纲	贝
		腹足纲	螺、鲍
其他类	脊索动物	两栖纲	蛙
		爬行纲	龟、鳖
	软体动物	头足纲	乌贼、章鱼等
	棘皮动物	海参纲	海参、刺参等
	肠腔动物	钵水母纲	海蜇
	星虫动物	—	星虫

2.2　动物性水产食物品种命名

鉴别食物品种最权威的方法是以科学名称（即学名）为准。每一个物种从门、纲、目、科、属、种都有其特定的拉丁名，同一种属下的生物又因繁衍、杂交产生不同的变种，学名能帮助人们辨识物种的宗亲。对于非从事水产业的人们来说，日常对动物的称谓繁多，有的指代定位在纲目水平，如海参、螺；有的在科属水平，如石斑鱼，有的又精细到种的水平，如大黄鱼与小黄鱼、鲤鱼与黄河鲤等；加上地域间语言的差别，又会衍生出更多的名称。因此将日常认知习惯与科学信息挂钩，就变得非常有意义。

为了方便读者理解，本书尽可能采用规范的中文名和对应的英文名列出各种动物性水产食物名称；通过说明其所属的目、科、属及学名辨明品种，必要时结合地理分布辅助说明；同时尽可能附有图片、别名信息以帮助大家更好地识别，避免产生歧义。

3. 样品采集

3.1 采样原则

（1）根据“中国食物成分监测项目”年度方案确立采样计划。

（2）保证采样代表性，通过随机、多次抽样的方法降低采样误差。

（3）采集过程中，注意水产品的捕捞季节，尽可能采集生鲜食物，避免或减少因加工、保存、运输等原因造成的营养改变。

3.2 采样数量

为保证采样代表性，应确保采样量的充足性，由 k 个抽样经过均匀化处理组成 1 个待测样品。

根据辖区地理环境分布特点，在主要流域选择 ≥ 3 个市（区、县）的养殖基地或物流市场作为采样地，按种类采集食物样品，记录产地、性状、初加工状态等信息，每个采样点获得的同种样品进行混合。确保每种食物样品采样质量足够大，个体体型较大的样品不少于 3 个独立个体，体型小的不少于 3 kg。

4. 样品前处理

采集来的食物样品，需进行必要的清理和匀质化处理，缩分后制成待测样品，分装保存。

4.1 食物可食部

按照居民习惯的食用方式，去掉食物样品中不可食用的部分后，保留并计算可食部。

鱼类，称重后去掉头、鳃、鳍、鳞、内脏，剔除脊椎和骨刺，剩余鱼肉部分再次称重。

虾、蟹、贝类，称重后去掉外壳及弃食的肠腔部分，取虾肉、蟹肉、贝肉部分再次称重。由于蟹肉较难取材，允许采用一定蒸熟处理，记录水分校正因子（f），即取生蟹称重后密闭隔水蒸制 5 ~ 10 min，冷却后再次称重。

可食部计算公式：

$$EP=\frac{W-W_1}{W}\times 100\%=\frac{W_2}{W}\times 100\%$$

式中：

EP：可食部，单位为质量百分比（%）；

W：样品总质量，单位为克（g）；

W_1：样品中被弃除部分的质量，单位为克（g）；

W_2：样品中可食用部分的质量，单位为克（g）。

如果测量可食部之前样品进行了熟制处理，可用下面的公式：

$$f=\frac{W_e}{W}$$

$$EP=\frac{W_e-W_1}{W_e}\times f\times 100\%=\frac{W_2}{W_e}\times f\times 100\%$$

式中：

f：水分校正因子；

W：样品总质量，单位为克（g）；

W_e：熟制后样品总质量，单位为克（g）；

EP：可食部，单位为质量百分比（%）；

W_1：样品中被弃除部分的质量，单位为克（g）；

W_2：样品中可食用部分的质量，单位为克（g）。

注意：因食物本身的个性化差异，可食部不是固定不变的，可对多个独立个体测量后取均值。

4.2 匀质化处理

可食部分用打样机进行匀质化处理，来自不同采样点的同种样品同法处理后混合，缩分后分装待测。

5. 能量、食物成分定义及检测方法

5.1 能量

能量为计算值，根据各供能营养素（蛋白质、脂肪、碳水化合

物）的含量乘以相应的能量折算系数（表 3），再求和而得。能量的单位采用千焦（kilojoule，kJ）表示，千卡（kilocalorie，kcal）和千焦的换算系数见表 3。

表 3　供能营养素能量折算系数

营养素	能量（kJ/g）	能量（kcal/g）
蛋白质	17	4
脂肪	37	9
碳水化合物	17	4

5.2　宏量成分

5.2.1　水分

水分是食物中固有的物质，是计算碳水化合物和能量所必需的数据；另外水分含量可以帮助理解样品的干湿程度。水分主要通过干燥法进行测定。

5.2.2　蛋白质

蛋白质多采用凯氏定氮法测定总氮量，再根据折算系数计算获得。对于动物性水产食物，折算系数采用 6.25。

5.2.3　脂肪

脂肪的测定根据检测方法略有差异。按照国标方法可以采用酸水解法测定总脂肪含量，也可采用索氏抽提法测定粗脂肪含量。

5.2.4　碳水化合物

食物中碳水化合物为采用减差法计算的总碳水化合物含量值，公式为：

$$碳水化合物 = 100 - (水分 + 蛋白质 + 脂肪 + 灰分)$$

由于动物性水产食物中膳食纤维含量理论值为 0，因此数值结果实质上约等于可利用碳水化合物。

水分、蛋白质、脂肪、灰分的测量不确定度会影响到碳水化合物的准确度，个别样品可能会出现四者之和超过 100% 的现象，但若超出允许误差应重新测量。

5.2.5 灰分

灰分不属于营养素，但是作为反映无机元素总量水平，且数量级与宏量营养素相当的可测成分，各国食物成分表或数据表均包括灰分的数值。测定方法通常采用灼烧 - 质量法。

5.3 维生素

5.3.1 维生素 A

动物性水产食物维生素 A 几乎全部来自视黄醇，因此直接采用高效液相色谱法测定其含量，并以微克（μg）表示其结果，1 μg 视黄醇 = 1 μg 视黄醇活性当量（retinol activity equivalent，RAE）。

5.3.2 维生素 E

食物中维生素 E 有多种存在形式，如 α- 生育酚、β- 生育酚、γ- 生育酚和 δ- 生育酚等，其中 α- 生育酚生物活性最高。维生素 E 检测结果可以各种形式生育酚总和表示总维生素 E，公式为：

$$维生素E = \alpha\text{-}生育酚 + \beta\text{-}生育酚 + \gamma\text{-}生育酚 + \delta\text{-}生育酚$$

如条件许可，也可以活性单位——α- 生育酚当量（α-tocopherol equivalent，α-TE）表示，公式为：

$$\alpha\text{-TE}=1.0\times\alpha\text{-}生育酚+0.5\times\beta\text{-}生育酚+0.1\times\gamma\text{-}生育酚+0.01\times\delta\text{-}生育酚$$

5.3.3 维生素 B_1

维生素 B_1 又称硫胺素，是能量代谢必需的辅助因子，采用荧光法或高效液相色谱 - 荧光法测定。

5.3.4 维生素 B_2

维生素 B_2 又称核黄素，其检测方法以色谱分离基础上的荧光法为主。

5.4 矿物质

食物的矿物质包括常量元素和微量元素，常量元素是每日膳食需要量在 100 mg 以上的矿物质，如钙、磷、镁、钾、钠、氯；人体必需微量元素指人体自身不能合成，需要量甚微，但却有重要生理功能的矿物质。本书给出了动物性水产食物中钙、磷、钾、钠、镁、铁、锌、硒、铜、锰的数据，除磷外，这些矿物质主要以火焰原子吸收光谱法和电感耦合等离子体质谱法（ICP-MS）测定获得。

各种食物成分的名称、英文、计量单位、测定方法及原理、数据表达精度见表 4。

表 4　食物成分的名称、检测方法与数据表达精度

名称	英文	计量单位	测定方法及原理		精度
能量	Energy	kJ	GB/T 21922	能量 =∑（供能营养素 × 能量折算系数）	±1
水分	Water	g	GB 5009.3	直接干燥法或减压干燥法	±0.1
蛋白质	Protein	g	GB 5009.5	凯氏定氮法	±0.1
脂肪	Fat	g	GB 5009.6	索氏抽提法、酸水解法	±0.1
碳水化合物	Carbohydrate	g	GB/T 21922	减差法	±0.1
灰分	Ash	g	GB 5009.4	灼烧 - 质量法	±0.1
胆固醇	Cholesterol	mg	GB 5009.128	气相色谱法（GC）、高效液相色谱法（HPLC）	±1
维生素 A	Vitamin A	μg	GB 5009.82	HPLC	±1
维生素 E	Vitamin E	mg	GB 5009.82	HPLC	±0.01
硫胺素	Thiamin	mg	GB 5009.84	HPLC- 荧光法、荧光分光光度法	±0.01
核黄素	Riboflavin	mg	GB 5009.85	HPLC- 荧光法、荧光分光光度法	±0.01
钙	Calcium（Ca）	mg	GB 5009.92 GB 5009.268	火焰原子吸收光谱法 ICP-MS	±1
磷	Phosphorus（P）	mg	GB 5009.87 GB 5009.268	钼蓝分光光度法 电感耦合等离子体发射法	±1
钾	Potassium（K）	mg	GB 5009.91 GB 5009.268	火焰原子吸收光谱法 ICP-MS	±1
钠	Sodium（Na）	mg	GB 5009.91 GB 5009.268	火焰原子吸收光谱法 ICP-MS	±1
镁	Magnesium（Mg）	mg	GB 5009.241 GB 5009.268	火焰原子吸收光谱法 ICP-MS	±1
铁	Iron（Fe）	mg	GB 5009.90 GB 5009.268	火焰原子吸收光谱法 ICP-MS	±0.1

续表

名称	英文	计量单位	测定方法及原理		精度
锌	Zinc（Zn）	mg	GB 5009.14 GB 5009.268	火焰原子吸收光谱法 ICP-MS	±0.01
铜	Copper（Cu）	mg	GB 5009.13 GB 5009.268	火焰原子吸收光谱法 ICP-MS	±0.01
锰	Manganese（Mn）	mg	GB 5009.242 GB 5009.268	火焰原子吸收光谱法 ICP-MS	±0.01

6. 结果表达

6.1 表达单位

所有食物成分以每 100 g 可食部中含有的质量进行表达，具体的计量单位见表 4。

6.2 数值表达

每一个监测点获得的食物成分含量数值均为 2 次以上平行测定结果的均值；来自多个监测点的同种食物，根据性状相同原则汇总后采用均值表达。

6.3 数值修约

所有食物成分含量数值的修约除考虑检测方法的精确度外，还考虑数据的可读性，具体成分的修约间隔见表 4 的精度。

6.4 符号说明

本书数据表达中所涉及的符号、标注主要包括“Tr”，表示某成分检测结果低于方法检出限。

7. 其他

本书在尽可能考虑食物性状等信息的一致性、数据相似性的前提下进行汇编，由于监测数据来自不同实验室，结果会一定程度地受到食物品种、产地、测量不确定度等因素的影响；个别成分不排除由于鱼刺清理困难、样品干制或腌渍处理引起的数据变异较大，如钙。通过综合比较食物描述信息、图片信息，在确立并删除异常值后尽可能给出合理数据，未检测的成分或存疑数据不再列出。

食物成分数据

鱼　类
Fish

鱼类栖居于水生环境中，是人类重要的食物资源之一。食用鱼类主要包括辐鳍鱼纲的硬骨鱼，也包括少量软骨鱼纲的动物。我国鱼类资源丰富，其中鲤形目、鲈形目、鲇形目的鱼品种较多，也是人们生活中易得的食物。

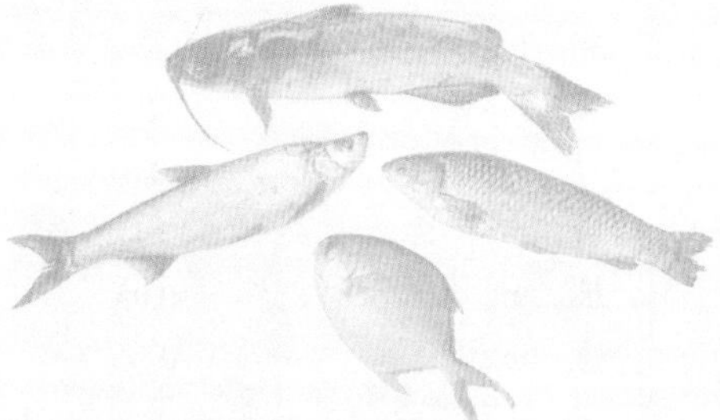

白　鲑　Whitefish

白鲑属于鲑形目、鲑科、白鲑属，在我国黑龙江等寒冷水域中生长的品种主要包括乌苏里白鲑、卡达白鲑、高白鲑等。乌苏里白鲑是黑龙江养殖与研究较多的品种，其学名为 *Coregonus ussuriensis* 。

营养成分表

/100 g 可食部

项目	含量	项目	含量
食部，%	100*	灰分，g	1.2
水分，g	64.3	钙，mg	Tr
能量，kJ	917	磷，mg	162
蛋白质，g	18.0	钠，mg	27
脂肪，g	16.5	钾，mg	211
碳水化合物，g	Tr	镁，mg	25
胆固醇，mg	47		

* 为鱼肉的食部

监测点：黑龙江

斑点鸡笼鲳　Spotted sicklefish

斑点鸡笼鲳特征明显，色白，体侧浅黑色斑点、背鳍连续，又称镜鲳、芝麻鱼、铜盘仔等，属于鲈形目、鸡笼鲳科、鸡笼鲳属，学名 *Drepane punctata*，主要产于我国南海和东海南部，广东居多。

营养成分表

/100 g 可食部

项目	含量	项目	含量
食部，%	47.0	核黄素，mg	0.01
水分，g	83.2	钙，mg	48
能量，kJ	277	磷，mg	138
蛋白质，g	14.5	钾，mg	102
脂肪，g	0.4	钠，mg	276
碳水化合物，g	0.9	镁，mg	27
灰分，g	1.0	铁，mg	0.6
维生素 A，μg	2	锌，mg	0.31
维生素 E（总），mg	0.75	铜，mg	0.03
α-TE，mg	0.64	锰，mg	0.01
硫胺素，mg	Tr		

监测点：深圳

斑点叉尾鮰　Channel catfish

斑点叉尾鮰或斑真鮰，属于鲇形目、鮰科、真鮰属，学名为 *Ictalurus punctatus*。斑点叉尾鮰脸部宽肥，原产于美洲，故又被称为美洲河鲇，或沟鲇、钳鱼、梭边鱼，目前我国湖北、四川、江苏等地多有养殖。

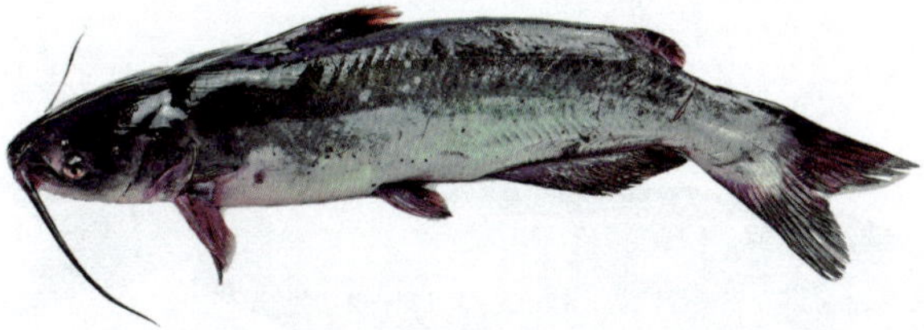

注：图中鱼长约 36 cm，体重约 1100 g

营养成分表

/100 g 可食部

项目	含量	项目	含量
食部，%	70.0	核黄素，mg	0.83
水分，g	66.0	钙，mg	63
能量，kJ	707	磷，mg	177
蛋白质，g	26.2	钾，mg	85.8
脂肪，g	6.9	钠，mg	390
碳水化合物，g	Tr	镁，mg	31
胆固醇，mg	89	铁，mg	1.6
灰分，g	1.5	锌，mg	1.28
维生素 A，μg	2	铜，mg	0.25
维生素 E（总），mg	0.23	锰，mg	0.14
硫胺素，mg	0.04		

监测点：四川、新疆、湖北

斑　鳠　Spotted longbarbel catfish

剑骨鱼或芝麻剑，其中文名为斑鳠或斑点半鲿，别名为鲇鱼、芝麻鲇、白须鲇、剑鱼，北方称之为钳鱼。斑鳠属于鲇形目、鲿科、鳠属，学名为*Hemibagrus guttatus*，主要分布于我国珠江、钱塘江、元江等水系，因对水质要求比较高，多产自云南、广西。野生斑鳠是国家二级重点保护野生动物，禁止出售、购买。

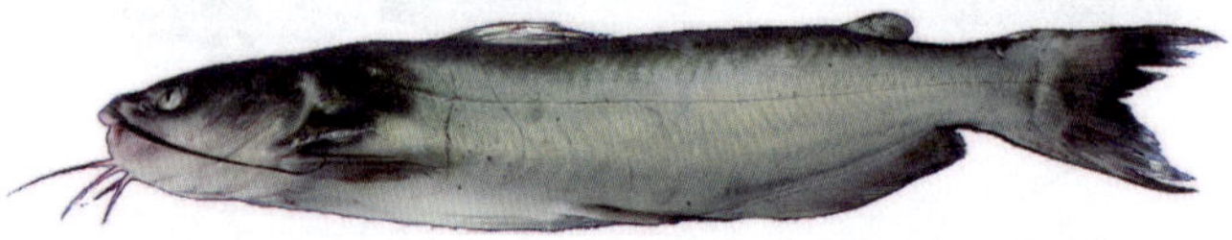

营养成分表

/100 g 可食部

项目	含量	项目	含量
食部，%	54.0	钙，mg	11
水分，g	75.8	磷，mg	173
能量，kJ	556	钠，mg	35
蛋白质，g	16.8	钾，mg	468
脂肪，g	7.3	镁，mg	20
碳水化合物，g	Tr	铁，mg	0.6
胆固醇，mg	42	锌，mg	0.97
灰分，g	1.0	铜，mg	0.02
维生素A，μg	16	锰，mg	0.02
维生素E（总），mg	Tr		

监测点：广西

北　鳅　Eight-barbel loach

北鳅，属于鲤形目、条鳅科、北鳅属，学名为 *Lefua costata* 。北鳅是冷水性鱼类，有 4 对胡须，主要分布于淮河以北，尤其是黑龙江、吉林、辽宁、内蒙古、山西、河北、山东等地。

营养成分表

/100 g 可食部

项目	含量	项目	含量
食部，%	100*	钠，mg	68
水分，g	77.6	钾，mg	178
能量，kJ	337	镁，mg	44
蛋白质，g	15.9	铁，mg	2.2
脂肪，g	1.8	锌，mg	2.72
碳水化合物，g	Tr	铜，mg	Tr
胆固醇，mg	163	锰，mg	6.00
灰分，g	4.7		

* 为鱼肉的食部

监测点：黑龙江

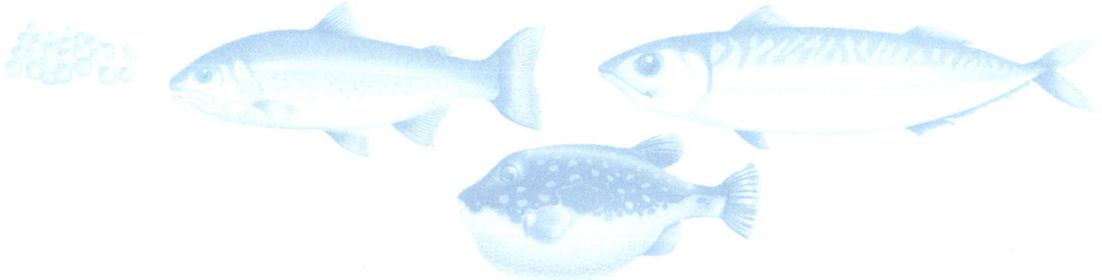

鳊 White bream

鳊专指来自鲤形目、鲤科、鳊属的鱼，也称草鳊、白鳊、长春鳊、长身鳊，学名为 *Parabramis pekinensis*。鳊鱼广泛分布于我国各大淡水水系，黑龙江、辽河水域有辽河鳊，云南也有引入，是重要的经济鱼类。

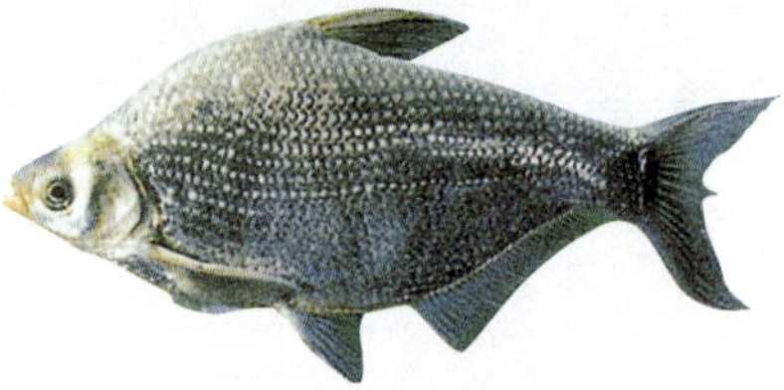

营养成分表

/100 g 可食部

项目	含量	项目	含量
食部，%	47.0	钙，mg	52
水分，g	76.6	磷，mg	187
能量，kJ	563	钠，mg	44
蛋白质，g	18.3	钾，mg	227
脂肪，g	6.8	镁，mg	27
碳水化合物，g	0.1	铁，mg	0.9
胆固醇，mg	57	锌，mg	0.69
灰分，g	1.1	铜，mg	0.01
维生素 A，μg	2	锰，mg	Tr
维生素 E（总）	0.72		

监测点：上海、黑龙江、安徽

博氏鲶 Basa catfish

博氏鲶也称为博氏鲶鲇，俗称巴沙鱼，属于鲇形目、鲶科、鲶属，学名为*Pangasius bocourti*，是东南亚重要的淡水鱼，我国云南等地区亦产，现广东、广西、海南等地区已有养殖。博氏鲶体型大，鱼刺较少，肉质细嫩，市场上常见的为经过加工处理的鱼块或鱼片。

营养成分表

/100 g 可食部

项目	含量	项目	含量
食部，%	100*	核黄素，mg	0.02
水分，g	84.5	钙，mg	6
能量，kJ	263	磷，mg	108
蛋白质，g	12.4	钠，mg	408
脂肪，g	1.2	钾，mg	194
碳水化合物，g	0.6	镁，mg	15
灰分，g	1.6	铁，mg	0.1
维生素 A，μg	1.4	锌，mg	0.37
维生素 E（总），mg	34	铜，mg	0.01
α-TE，mg	0.14	锰，mg	0.05
硫胺素，mg	0.12		

* 为鱼肉的食部

监测点：河南、天津

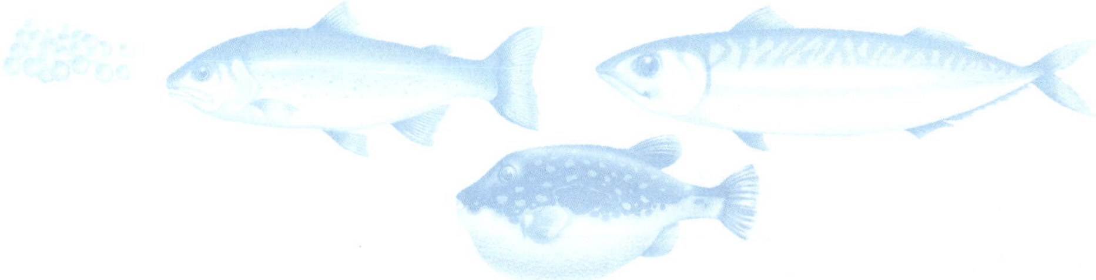

鳌 Sharpbelly

鳌，属于鲤形目、鲤科、鳌属，学名为 *Hemiculter leucisculus*。俗称白条鱼或白鲦鱼、白鳝、朝鲜鳌、青鳞子等。体型较小，常见于低海拔水域，我国广泛分布，各地均有养殖。

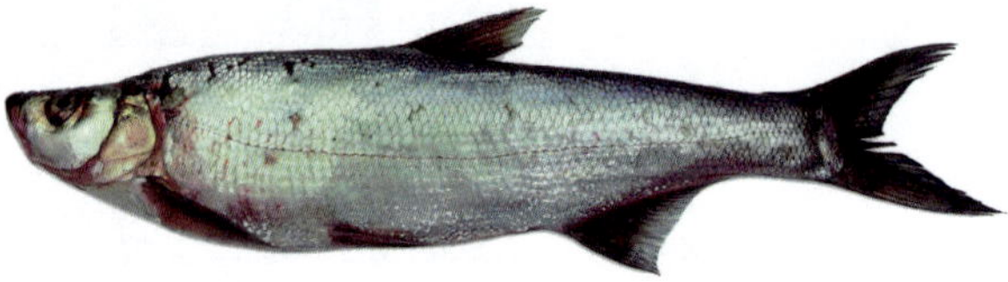

注：图中鱼长约 40 cm，体重约 880 g

营养成分表

/100 g 可食部

项目	含量	项目	含量
食部，%	71.0	硫胺素，mg	Tr
水分，g	76.0	核黄素，mg	0.03
能量，kJ	467	钙，mg	47
蛋白质，g	21.2	磷，mg	195
脂肪，g	2.9	钠，mg	63
碳水化合物，g	Tr	钾，mg	280
胆固醇，mg	92	镁，mg	27
灰分，g	1.0	铁，mg	1.4
维生素 A，μg	Tr	锌，mg	1.18
维生素 E（总），mg	0.93	铜，mg	0.03
α-TE，mg	0.79	锰，mg	0.09

监测点：安徽

草 鱼 Grass carp

草鱼，生活中也被称为草鲩、白鲩，是鲤形目、鲤科、草鱼属的鱼种，学名是 *Ctenopharyngodon idella*。我国各大水系均有养殖。

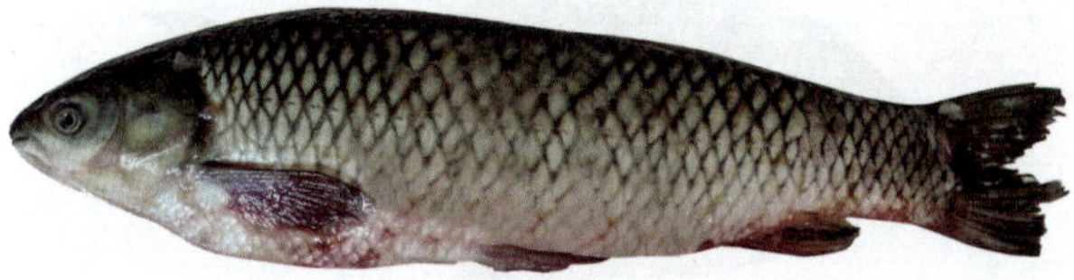

营养成分表

/100 g 可食部

项目	含量	项目	含量
食部，%	57.8	核黄素，mg	0.03
水分，g	76.0	钙，mg	75
能量，kJ	452	磷，mg	193
蛋白质，g	18.2	钠，mg	45
脂肪，g	3.0	钾，mg	297
碳水化合物，g	1.9	镁，mg	28
胆固醇，mg	48	铁，mg	0.8
灰分，g	1.1	锌，mg	0.83
维生素 A，μg	11	铜，mg	0.10
维生素 E（总），mg	0.57	锰，mg	0.07
硫胺素，mg	0.04		

监测点：安徽、北京、广西、湖北、河南、湖南、辽宁、天津、云南、黑龙江、陕西、山西、新疆

鲳　鲹　Pompano

鲳鲹属于鲈形目、鲹科、鲳鲹属。

布氏鲳鲹　Golden pompano

布氏鲳鲹俗称金鲳、海水白鲳或红杉、红沙瓜仔，学名为 *Trachinotus blochii*。布氏鲳鲹生存于南海和东海南部热带海域，已开展养殖。

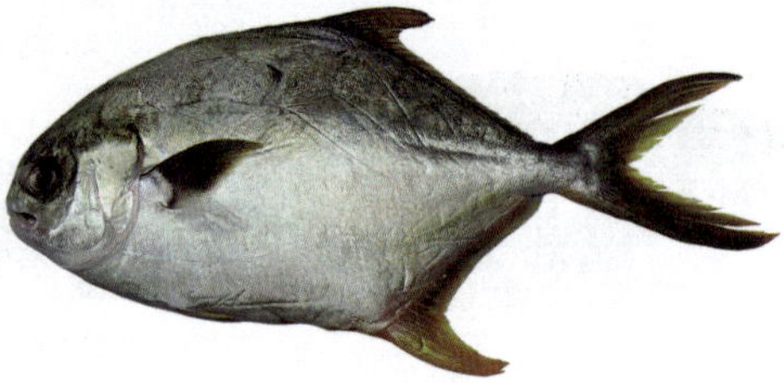

注：图中鱼长约 30 cm，体重为 650 g

营养成分表

/100 g 可食部

项目	含量	项目	含量
食部，%	53.0	核黄素，mg	0.15
水分，g	71.1	钙，mg	23
能量，kJ	713	磷，mg	202
蛋白质，g	14.4	钠，mg	35
脂肪，g	11.9	钾，mg	279
碳水化合物，g	1.5	镁，mg	21
灰分，g	1.0	铁，mg	0.5
维生素 A，μg	4	锌，mg	0.43
维生素 E（总），mg	1.26	铜，mg	0.03
α-TE，mg	0.82	锰，mg	0.01
硫胺素，mg	0.08		

监测点：深圳

卵形鲳鲹 Golden pompano

卵形鲳鲹俗称为金鲳或黄腊鲳，学名为 *Trachinotus ovatus*。卵形鲳鲹适温性更广泛，目前我国海南、广东、福建等温、热带沿海地区已开展养殖，是经济价值较高的海鱼。

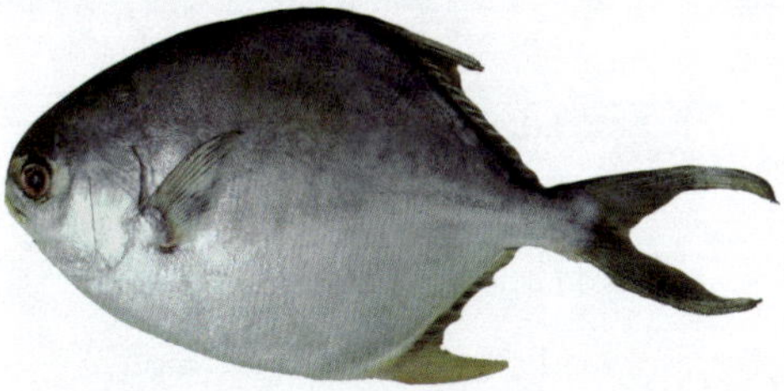

营养成分表

/100 g 可食部

项目	含量	项目	含量
食部，%	53.0	维生素 E（总），mg	0.10
水分，g	65.8	钙，mg	110
能量，kJ	824	磷，mg	143
蛋白质，g	18.7	钠，mg	56
脂肪，g	12.8	钾，mg	189
碳水化合物，g	1.9	镁，mg	20
胆固醇，mg	80	铁，mg	1.9
灰分，g	0.8	锌，mg	0.84

监测点：河南

刺　鲳　Melon seed butterfish

刺鲳，南方地区常称为肉鲳，也称瓜核、南鲳、瓜子鲳、肉鲫仔、土肉，属于鲈形目、长鲳科、刺鲳属，学名为 *Psenopsis anomala*，在我国东海、南海海域均有生产。

营养成分表

/100 g 可食部

项目	含量	项目	含量
食部，%	55.0	α-TE，mg	0.28
水分，g	73.0	钙，mg	104
能量，kJ	539	磷，mg	176
蛋白质，g	17.4	钠，mg	318
脂肪，g	5.1	钾，mg	209
碳水化合物，g	3.2	镁，mg	40
胆固醇，mg	58	铁，mg	0.4
灰分，g	1.3	锌，mg	0.29
维生素 A，μg	28	铜，mg	0.07
维生素 E（总），mg	0.46	锰，mg	Tr

监测点：福建、浙江

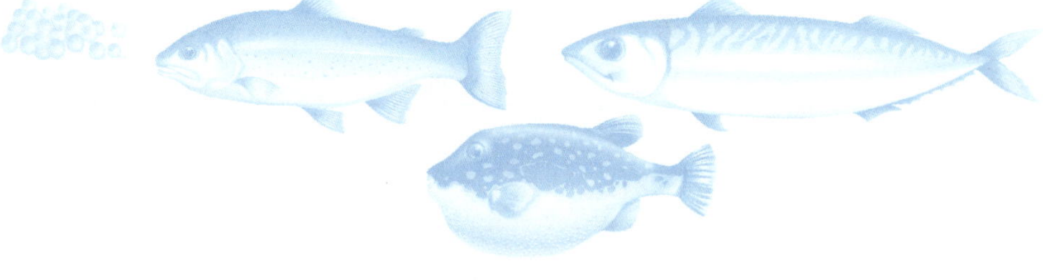

长吻鮠　Longsnout catfish

长吻鮠俗称江团、鮰鱼、回头鱼、习鱼，属于鲶形目、鲿科、鮠属，学名为 *Leiocassis longirostris*，主要分布于我国长江水系，湖北、四川、江苏等地均有养殖。鱼体颜色可为黑色、白色或粉红色。

营养成分表

/100 g 可食部

项目	含量	项目	含量
食部，%	61.3	钙，mg	25
水分，g	74.0	磷，mg	162
能量，kJ	511	钠，mg	41
蛋白质，g	17.3	钾，mg	312
脂肪，g	4.3	镁，mg	24
碳水化合物，g	3.4	铁，mg	0.4
胆固醇，mg	31	锌，mg	0.52
灰分，g	1.0	铜，mg	0.04
维生素 A，μg	10	锰，mg	0.02
维生素 E（总），mg	0.67		

监测点：湖北，湖南，四川，江苏，陕西

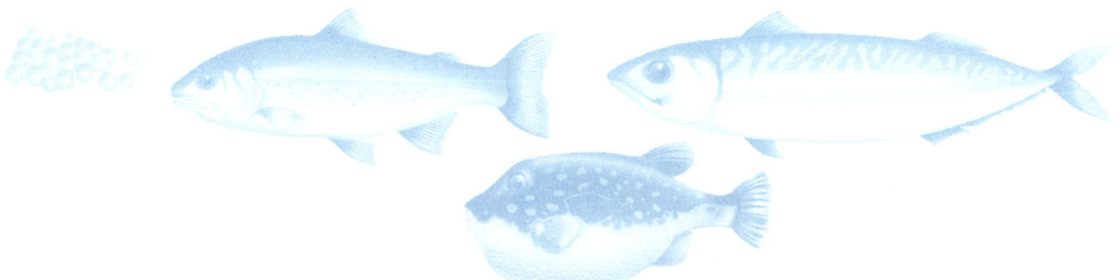

白鮰鱼　White catfish

白鮰鱼是长吻鮠的变种，脂肪含量更高。

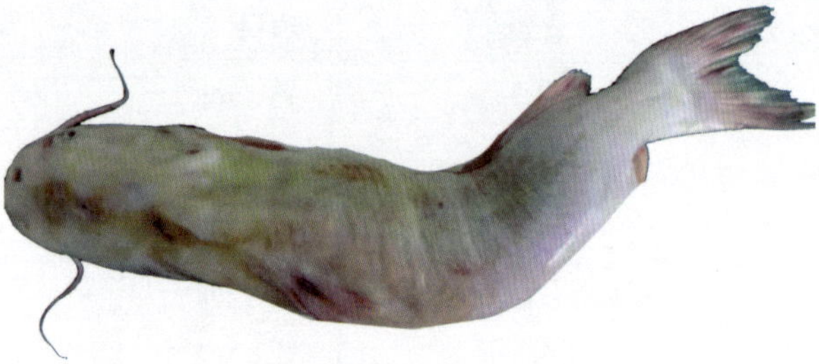

营养成分表

/100 g 可食部

项目	含量	项目	含量
食部，%	68.0	硫胺素，mg	0.04
水分，g	65.9	核黄素，mg	0.04
能量，kJ	1057	钙，mg	5
蛋白质，g	14.3	磷，mg	166
脂肪，g	22.0	钠，mg	33
碳水化合物，g	Tr	钾，mg	277
胆固醇，mg	45	镁，mg	19
灰分，g	1.0	铁，mg	0.3
维生素 A，μg	34	锌，mg	0.27
维生素 E（总），mg	0.25	铜，mg	0.04
α-TE，mg	0.25	锰，mg	0.01

监测点：山西

红沙鱼　Red catfish

红沙鱼，又称长江鮰鱼、白吉鱼，适于在温水性水域的底层生活，生长相对缓慢，主要见于长江流域，现也在其他水域有所养殖。

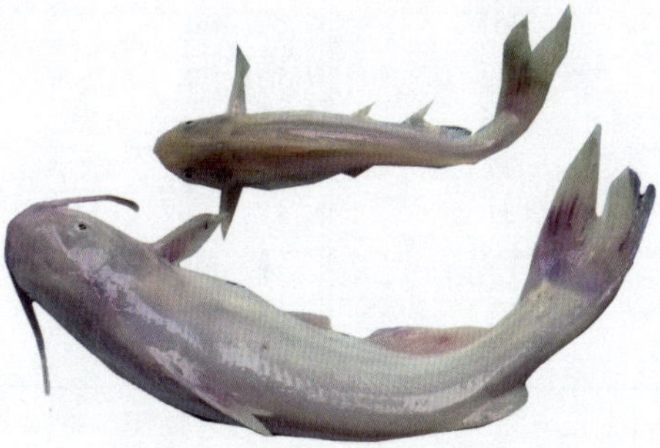

营养成分表

/100 g 可食部

项目	含量	项目	含量
食部，%	69.0	钙，mg	4
水分，g	64.5	磷，mg	183
能量，kJ	815	钠，mg	87
蛋白质，g	22.1	钾，mg	362
脂肪，g	11.6	镁，mg	21
碳水化合物，g	0.6	铁，mg	0.3
胆固醇，mg	51	锌，mg	1.21
灰分，g	1.2	铜，mg	0.13
维生素 A，μg	Tr	锰，mg	0.02
维生素 E（总），mg	1.47		

监测点：四川

赤 魟 Red stingray

赤魟，又名赤土魟、红鲂、牛尾鲂、盘红、草帽鱼、黄鲼、黄鲂、黄花，属于鲼目、魟科、魟属，学名为 *Dasyatis akajei*，为暖温性近海经济鱼，我国沿海均有分布。

营养成分表

/100 g 可食部

项目	含量	项目	含量
食部，%	45.0	α-TE，mg	8.34
水分，g	85.3	钙，mg	2
能量，kJ	255	磷，mg	177
蛋白质，g	13.7	钠，mg	129
脂肪，g	0.6	钾，mg	262
碳水化合物，g	Tr	镁，mg	23
胆固醇，mg	41	铁，mg	0.9
灰分，g	1.2	锌，mg	0.27
维生素 A，μg	Tr	铜，mg	0.06
维生素 E（总），mg	9.07		

监测点：江苏

大口黑鲈 Largemouth black bass

大口黑鲈是我国重要的经济淡水养殖鱼类，也是淡水鲈鱼的主要品种，学名 *Micropterus salmoides*，属于鲈形目、棘臀鱼科、黑鲈属。大口黑鲈原产于北美大陆，因此又称加州鲈鱼，市面上常称为河鲈鱼，目前已引进养殖，可生活于本地天然湖泊水域中。

营养成分表

/100 g 可食部

项目	含量	项目	含量
食部，%	65.8	硫胺素，mg	0.03
水分，g	73.4	核黄素，mg	0.03
能量，kJ	517	钙，mg	40
蛋白质，g	18.3	磷，mg	189
脂肪，g	4.1	钠，mg	42
碳水化合物，g	3.2	钾，mg	197
胆固醇，mg	52	镁，mg	27
灰分，g	1.0	铁，mg	0.4
维生素 A，μg	34	锌，mg	1.75
维生素 E（总），mg	0.64	铜，mg	0.19
α-TE，mg	0.87	锰，mg	0.08

监测点：云南、辽宁、湖北、江苏、海南

大口鲇 Southern catfish

大口鲇和鲇相似，也属于鲇形目、鲇科、鲇属，口裂较大，主要生存于长江以南的江河中，如闽江、珠江，因此也称为南方鲇、南方大口鲇或河鲇，学名为 *Silurus meridionalis*。

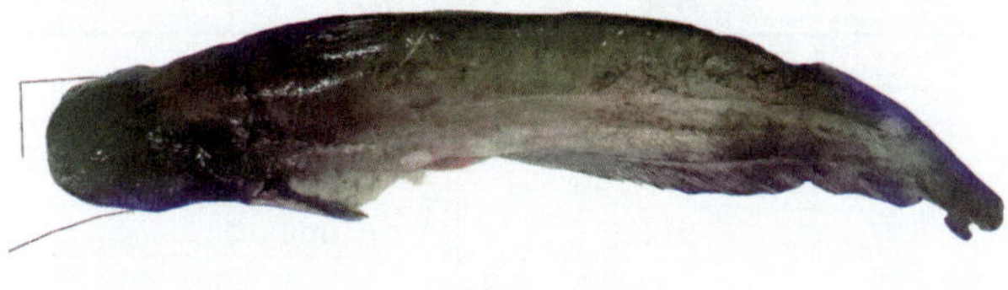

营养成分表

/100 g 可食部

项目	含量	项目	含量
食部，%	72.0	钙，mg	40
水分，g	68.5	磷，mg	186
能量，kJ	571	钠，mg	39
蛋白质，g	26.5	钾，mg	411
脂肪，g	2.8	镁，mg	28
碳水化合物，g	1.0	铁，mg	1.0
胆固醇，mg	72	锌，mg	0.77
灰分，g	1.2	铜，mg	0.07
维生素 A，μg	Tr	锰，mg	0.03
维生素 E（总），mg	0.15		

监测点：广西、四川

大麻哈鱼 Chum salmon

大麻哈鱼是溯河产卵的洄游鱼，也称为钩吻鱼，属于鲑形目、鲑科、大麻哈鱼属，学名为 *Oncorhynchus keta*。因主要分布于北太平洋沿岸，如我国黑龙江、图们江、乌苏里江、绥芬河等流域，因此又称北鳟鱼。和虹鳟略有不同，大麻哈鱼脂肪含量较高。

营养成分表

/100 g 可食部

项目	含量	项目	含量
食部，%	100*	硫胺素，mg	0.02
水分，g	62.0	核黄素，mg	0.12
能量，kJ	912	钙，mg	6
蛋白质，g	20.0	磷，mg	201
脂肪，g	17.6	钠，mg	44
碳水化合物，g	Tr	钾，mg	412
胆固醇，mg	84	镁，mg	29
灰分，g	1.3	铁，mg	0.3
维生素 A，μg	4	锌，mg	0.24
维生素 E（总），mg	3.36	铜，mg	0.33
α-TE，mg	2.94	锰，mg	0.01

* 为鱼肉的食部

监测点：福建、深圳、黑龙江

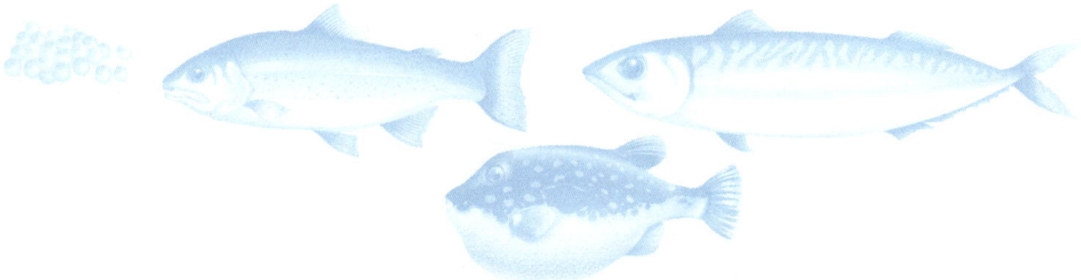

大菱鲆 Turbot

大菱鲆是比目鱼的一种，也称多宝鱼，属于蝶形目、菱鲆科、菱鲆属，学名为 *Scophthalmus maximus*，我国沿海及咸淡水交界地区均有分布，山东、辽宁多见，是比较重要的经济鱼类。

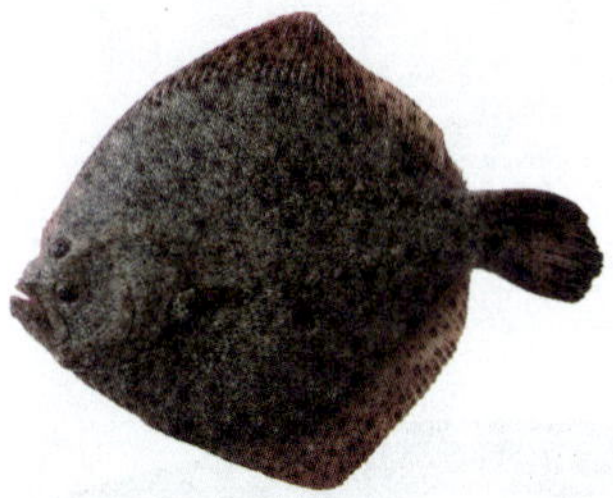

营养成分表

/100 g 可食部

项目	含量	项目	含量
食部，%	53.8	核黄素，mg	0.23
水分，g	76.0	钙，mg	28
能量，kJ	426	磷，mg	135
蛋白质，g	18.9	钠，mg	142
脂肪，g	2.5	钾，mg	317
碳水化合物，g	1.4	镁，mg	26
胆固醇，mg	49	铁，mg	0.4
灰分，g	1.5	锌，mg	0.70
维生素 A，μg	19	铜，mg	0.02
维生素 E（总），mg	1.04	锰，mg	0.05
硫胺素，mg	0.01	硒，μg	62.7

监测点：福建、广东（含深圳）、江苏、天津、上海、北京、福建

大吻鱥 Minnow

大吻鱥属于鲤形目、鲤科、大吻鱥属。

拉氏大吻鱥 Amur minnow

拉氏大吻鱥，也称拉氏鱥、长尾鱥，学名为 *Rhynchocypris lagowskii*，主要分布于黑龙江、图们江等较为寒冷的水域。

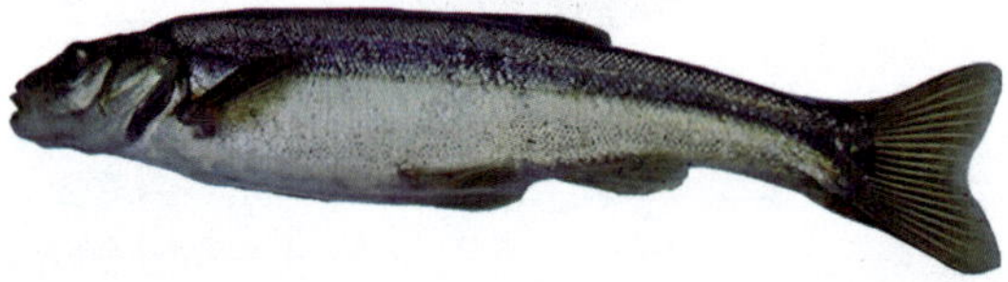

营养成分表

/100 g 可食部

项目	含量	项目	含量
食部，%	100*	灰分，g	1.8
水分，g	79.2	磷，mg	105
能量，kJ	357	钠，mg	33
蛋白质，g	15.8	钾，mg	244
脂肪，g	1.7	镁，mg	40
碳水化合物，g	1.5	锌，mg	1.30
胆固醇，mg	164	锰，mg	9.00

* 为鱼肉的食部

监测点：黑龙江

尖头大吻鱥 Fat minnow

尖头大吻鱥，又称尖头柳根子或尖头鱥，学名为 *Rhynchocypris oxycephalus*，主要生活于黑龙江、辽宁等冷水水域，脂肪含量略高。

营养成分表

/100 g 可食部

项目	含量	项目	含量
食部，%	100*	灰分，g	3.2
水分，g	73.7	磷，mg	224
能量，kJ	459	钠，mg	54
蛋白质，g	19.2	钾，mg	252
脂肪，g	3.3	镁，mg	36
碳水化合物，g	0.6	锌，mg	2.03
胆固醇，mg	31	锰，mg	6.00

* 为鱼肉的食部

监测点：黑龙江

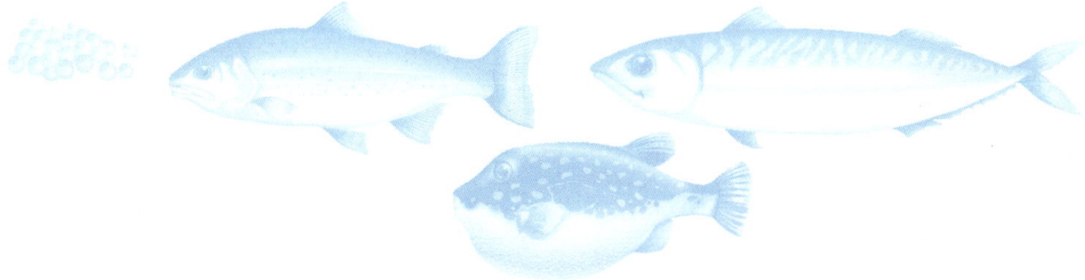

带 鱼 Hairtail

带鱼属于鲈形目、带鱼科、带鱼属（Trichiurus），别名刀鱼、裙带、牙带。我国沿海的带鱼品种很多，市场上比较常见的有产自东海的白带鱼，还有日本带鱼、南海带鱼。舟山带鱼是具有地理标志性的白带鱼，骨小体肥，背脊上无凸骨，肉更鲜嫩。

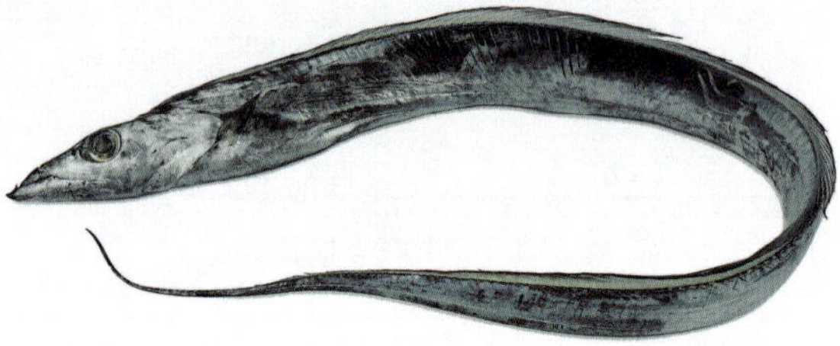

注：图中鱼长约 70 cm，体重约 695 g

营养成分表

/100 g 可食部

项目	含量	项目	含量
食部，%	62.5	硫胺素，mg	0.01
水分，g	75.2	核黄素，mg	0.10
能量，kJ	442	钙，mg	60
蛋白质，g	19.7	磷，mg	179
脂肪，g	2.0	钠，mg	164
碳水化合物，g	1.9	钾，mg	278
胆固醇，mg	43	镁，mg	33
灰分，g	1.4	铁，mg	0.3
维生素 A，μg	11	锌，mg	0.52
维生素 E（总），mg	1.07	铜，mg	0.14
α-TE，mg	0.99	锰，mg	0.01

监测点：福建、广西、江苏、深圳、天津、上海

丁　鱥　Tench

丁鱥，通常会写为丁桂鱼、丁鲑鱼、丁鱼岁，也会称为金鲑鱼，属于鲤形目、鲤科、丁鱥属，学名为 *Tinca tinca*，原主产于新疆，后移入辽宁，现在很多地方有所养殖。

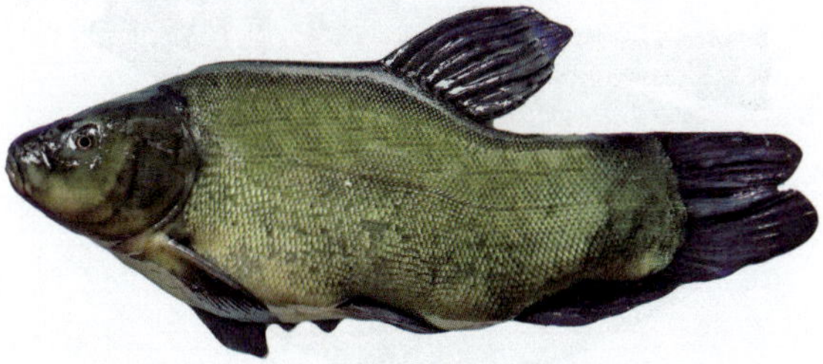

营养成分表

/100 g 可食部

项目	含量	项目	含量
食部，%	57.5	钙，mg	83
水分，g	67.4	磷，mg	195
能量，kJ	681	钠，mg	110
蛋白质，g	24.0	钾，mg	217
脂肪，g	7.3	镁，mg	22
碳水化合物，g	0.3	铁，mg	1.9
胆固醇，mg	73	锌，mg	1.06
灰分，g	1.1	铜，mg	0.26
维生素 A，μg	Tr	锰，mg	0.04
维生素 E（总），mg	0.24		

监测点：云南、四川

多鳞鱚 Silver sillago

多鳞鱚为鲈形目、鱚科、鱚属的鱼种，学名为 *Sillago sihama*，别名很多，包括沙尖鱼、沙鲮、沙钻、船丁鱼、沙肠仔等。多鳞鱚主要分布于印度洋 - 西太平洋的热带海域，我国沿海均产。由于多鳞鱚是沿岸的小型鱼类，也会出现在淡水水域。

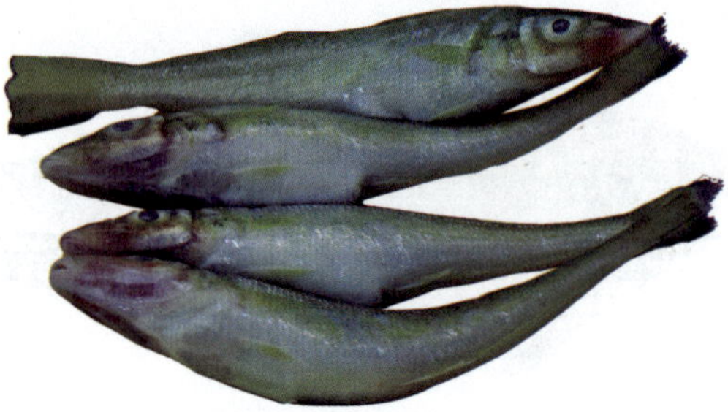

营养成分表

/100 g 可食部

项目	含量	项目	含量
食部，%	55.0	硫胺素，mg	Tr
水分，g	78.9	核黄素，mg	0.03
能量，kJ	343	钙，mg	38
蛋白质，g	18.4	磷，mg	169
脂肪，g	0.7	钠，mg	113
碳水化合物，g	0.2	钾，mg	188
胆固醇，mg	124	镁，mg	26
灰分，g	1.8	铁，mg	0.3
维生素 A，μg	3	锌，mg	0.44
维生素 E（总），mg	0.65	铜，mg	0.02
α-TE，mg	0.62	锰，mg	0.02

监测点：福建、深圳

二长棘犁齿鲷 Threadfin porgy

二长棘犁齿鲷或红锄齿鲷，是血犁齿鲷的学名，生活中常被为称为红鲑鱼、鲑秧、圆头鲑、盘仔、皈鲷、血鲷、齐头盘、皈仔，属于鲈形目、鲷科、犁齿鲷属，学名为 *Evynnis cardinalis*，在我国黄海、东海、南海等海域均有分布。

营养成分表

/100 g 可食部

项目	含量	项目	含量
食部，%	47.0	核黄素，mg	0.19
水分，g	74.4	钙，mg	60
能量，kJ	521	磷，mg	232
蛋白质，g	18.2	钠，mg	81
脂肪，g	5.5	钾，mg	240
碳水化合物，g	0.5	镁，mg	31
灰分，g	1.4	铁，mg	0.7
维生素 A，μg	3	锌，mg	0.48
维生素 E（总），mg	1.55	铜，mg	0.03
α-TE，mg	1.41	锰，mg	0.03
硫胺素，mg	0.01		

监测点：深圳

鳡 Yellow cheek carp

鳡是鲤形目、鲤科、鳡属的鱼类，体型较大，长相凶猛，也被称为大口鳡、竿鱼、黄钻、黄颊鱼、猴鱼、水老虎，学名为 *Elopichthys bambusa*，我国各大水系均有分布。英文中的 false salmon 也指此鱼。

营养成分表

/100 g 可食部

项目	含量	项目	含量
食部，%	55.0	钙，mg	21
水分，g	72.5	磷，mg	165
能量，kJ	542	钠，mg	34
蛋白质，g	20.0	钾，mg	277
脂肪，g	4.4	镁，mg	31
碳水化合物，g	2.4	铁，mg	1.2
胆固醇，mg	48	锌，mg	0.74
灰分，g	0.8	铜，mg	0.03
维生素 A，μg	5	锰，mg	0.02
维生素 E（总），mg	0.30		

监测点：湖南、黑龙江

公 鱼 Smelt

主产于黑龙江、图们江下游的公鱼，属于胡瓜鱼目、胡瓜鱼科、公鱼属。池沼公鱼（pond smelt）是其中比较常见的品种，学名为 *hypomesus olidus*。公鱼体型较小，繁殖率较高，主要生存于江河下游的咸淡水区，目前我国南北方均有养殖。

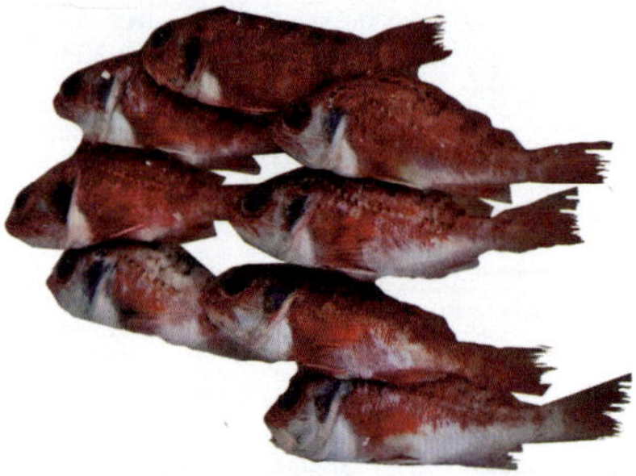

营养成分表

/100 g 可食部

项目	含量	项目	含量
食部，%	100*	灰分，g	1.8
水分，g	80.6	磷，mg	194
能量，kJ	305	钠，mg	18.0
蛋白质，g	15.1	钾，mg	179
脂肪，g	0.3	镁，mg	26
碳水化合物，g	2.2	铁，mg	Tr
胆固醇，mg	85	锌，mg	1.86

* 为鱼肉的食部

监测点：黑龙江

狗　鱼　Pike

狗鱼属于狗鱼目、狗鱼科、狗鱼属。

黑斑狗鱼　Black-spotted pike

产自黑龙江的狗鱼，学名为黑斑狗鱼，又称河狗、鸭鱼，属于狗鱼目、狗鱼科、狗鱼属，学名为 *Esox reicherti*，是北半球寒带到温带水域的淡水鱼，我国主要见于黑龙江水系的江河、湖泊。

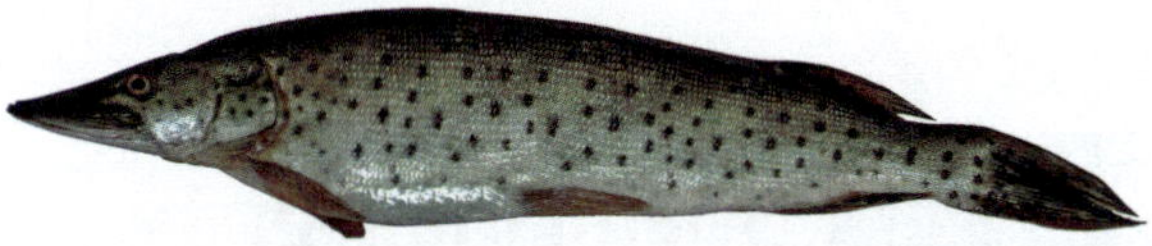

营养成分表

/100 g 可食部

项目	含量	项目	含量
食部，%	100*	灰分，g	1.3
水分，g	77.7	钙，mg	8
能量，kJ	413	磷，mg	19
蛋白质，g	18.2	钠，mg	22
脂肪，g	2.8	钾，mg	325
碳水化合物，g	Tr	镁，mg	22
胆固醇，mg	14	锌，mg	0.44

* 为鱼肉的食部

监测点：黑龙江

鲑 鱼 Salmon

鲑鱼即三文鱼，学名为大西洋鲑或安大略鳟，属于鲑形目、鲑科、鲑属，学名为 *Salmo salar*。主要产于北大西洋，近年来我国多从挪威进口，常切片生食，属于多脂鱼。

营养成分表

/100 g 可食部

项目	含量	项目	含量
食部，%	100.0*	磷，mg	256
水分，g	61.2	钠，mg	63
蛋白质，g	21.3	钾，mg	343
脂肪，g	8.1	镁，mg	18
胆固醇，mg	69	铁，mg	3.6
灰分，g	1.4	锌，mg	0.44
维生素 A，μg	49	铜，mg	Tr
维生素 E（总），mg	10.36	锰，mg	Tr
钙，mg	7		

* 为鱼肉的食部

监测点：上海、北京

鳜 Mandarin fish

鳜，也常称为桂花鱼、桂鱼、季花鱼、鳌花鱼，属于鲈形目、真鲈科、鳜属，学名为 *Siniperca chuatsi*。鳜鱼属于淡水鱼类，喜欢栖息于江河、湖泊、水库等水草茂盛且较洁净的水体中，我国各地多有养殖。

营养成分表

/100 g 可食部

项目	含量	项目	含量
食部，%	55.7	核黄素，mg	0.06
水分，g	76.1	钙，mg	57
能量，kJ	447	磷，mg	218
蛋白质，g	18.7	钠，mg	55
脂肪，g	2.8	钾，mg	332
碳水化合物，g	0.9	镁，mg	31
胆固醇，mg	65	铁，mg	0.4
灰分，g	1.5	锌，mg	1.01
维生素 A，μg	4	铜，mg	0.08
维生素 E（总），mg	0.79	锰，mg	0.05
硫胺素，mg	Tr		

监测点：安徽、广西、湖北、湖南、辽宁、天津、江苏、黑龙江

龟 鲮 Mullet

龟鲮或梭鱼属于鲻形目、鲻科、龟鲮属，别名为乌仔、豆仔、乌鱼，学名为 *Chelon haematocheilus*。我国沿海均产，黄海、渤海居多，为我国华北主要海港的养殖经济鱼。因其广泛的适温适盐性，也可进入淡水河域。

营养成分表

/100 g 可食部

项目	含量	项目	含量
食部，%	63.0	钙，mg	27
水分，g	82.0	磷，mg	223
能量，kJ	296	钠，mg	150
蛋白质，g	14.5	钾，mg	330
脂肪，g	0.6	镁，mg	24
碳水化合物，g	1.6	铁，mg	0.9
胆固醇，mg	28	锌，mg	1.92
灰分，g	1.3	铜，mg	Tr
维生素 A，μg	6	锰，mg	Tr
维生素 E（总），mg	0.83	硒，μg	39.4
α-TE，mg	0.83		

监测点：天津

灰海鳗 Pike eel

灰海鳗即海鳗，属于鳗鲡目、海鳗科、海鳗属，学名为 *Muraenesox cinereus*。生活中海鳗也常被称为虎鳗、钱鳗、门鳝、海龙等，在我国沿海均有分布，尤其在江浙临海产卵较多。

营养成分表

/100 g 可食部

项目	含量	项目	含量
食部，%	60.7	钙，mg	22
水分，g	74.7	磷，mg	213
能量，kJ	491	钠，mg	239
蛋白质，g	21.3	钾，mg	346
脂肪，g	3.3	镁，mg	35
碳水化合物，g	0.3	铁，mg	0.7
胆固醇，mg	66	锌，mg	0.38
灰分，g	1.5	铜，mg	0.02
维生素 A，μg	26	锰，mg	0.01
维生素 E（总），mg	3.23		

监测点：江苏、浙江、上海

褐篮子鱼 Rabbitfish

褐篮子鱼，又名褐臭肚鱼、泥鲴、象鱼、树鱼、茄冬仔，属于鲈形目、篮子鱼科、篮子鱼属，学名为 *Siganus fuscescens*，主要分布于太平洋、印度洋海域，我国东海、南海均产。

营养成分表

/100 g 可食部

项目	含量	项目	含量
食部，%	47.0	核黄素，mg	0.22
水分，g	73.5	钙，mg	42
能量，kJ	502	磷，mg	205
蛋白质，g	19.5	钠，mg	92
脂肪，g	3.7	钾，mg	315
碳水化合物，g	2.0	镁，mg	36
灰分，g	1.3	铁，mg	0.6
维生素 A，μg	7	锌，mg	0.82
维生素 E（总），mg	1.24	铜，mg	0.04
α-TE，mg	1.21	锰，mg	0.02
硫胺素，mg	0.02		

监测点：深圳

红鳍笛鲷 Crimson snapper

红鳍笛鲷是外观呈红色的鱼，也称为赤笔仔、红鸡仔、红鳍赤海，属于鲈形目、笛鲷科、笛鲷属，学名为 *Lutjanus erythropterus*，主要分布于西太平洋海域，我国东海、南海均产。

营养成分表

/100 g 可食部

项目	含量	项目	含量
食部，%	48.0	钙，mg	31
水分，g	71.2	磷，mg	193
能量，kJ	565	钠，mg	113
蛋白质，g	20.1	钾，mg	450
脂肪，g	4.8	镁，mg	32
碳水化合物，g	2.7	铁，mg	0.2
胆固醇，mg	71	锌，mg	0.41
灰分，g	1.2	铜，mg	0.02
维生素 A，μg	11	锰，mg	0.01
维生素 E（总），mg	0.66		

监测点：广西

红鳍原鲌 Redfin culter

红鳍原鲌是鱼鳍呈现红色的翘嘴鱼，也称翘嘴红鲌、红鳍鲌，属于鲤形目、鲤科、原鲌属，学名为 *Culter erythropterus*。

营养成分表

/100 g 可食部

项目	含量	项目	含量
食部，%	57.0	钙，mg	Tr
水分，g	74.2	磷，mg	182
能量，kJ	518	钠，mg	20
蛋白质，g	18.3	钾，mg	159
脂肪，g	4.8	镁，mg	18
碳水化合物，g	1.7	铁，mg	0.8
胆固醇，mg	46	锌，mg	0.46
灰分，g	1.1	铜，mg	Tr
维生素 A，μg	Tr	锰，mg	Tr
维生素 E（总），mg	0.66		

监测点：福建、上海

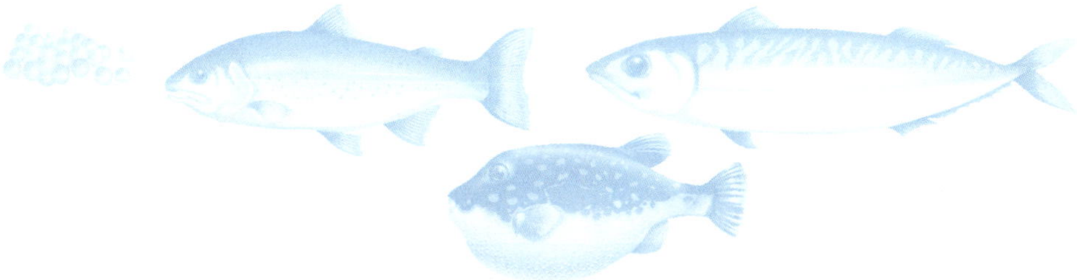

虹 鳟 Rainbow trout

虹鳟或麦奇大麻哈鱼，是鲑形目、鲑科、钩吻鲑属的冷水鱼，现已是世界广泛养殖的经济鱼，学名为 *Oncorhynchus mykiss*。我国虹鳟鱼从 20 世纪 50 年代开始引种，在各地——尤其是北方地区已逐渐有淡水养殖，体色会因栖息地、鱼体大小等因素而有所改变，又名瀑布鱼、七色鱼。金鳟（golden trout）是虹鳟的变种。

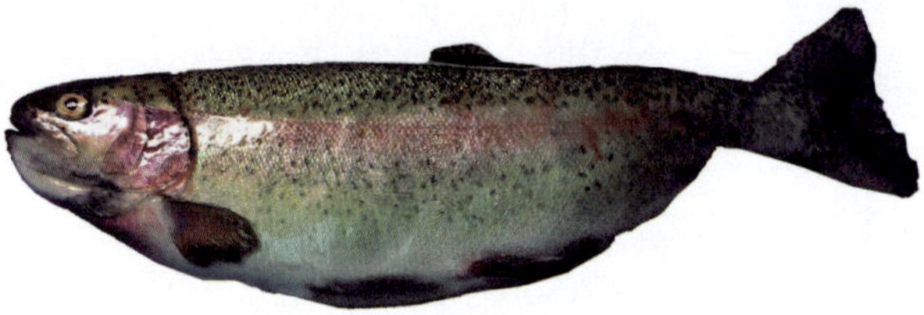

营养成分表

/100 g 可食部

项目	含量		项目	含量	
	虹鳟	金鳟		虹鳟	金鳟
食部，%	62.5	69.6	硫胺素，mg	0.07	0.02
水分，g	72.4	71.1	核黄素，mg	0.03	0.06
能量，kJ	499	579	钙，mg	18	36
蛋白质，g	19.5	18.4	磷，mg	243	267
脂肪，g	2.5	5.0	钠，mg	61	75
碳水化合物，g	4.4	3.8	钾，mg	258	283
胆固醇，mg	25	47	镁，mg	27	28
灰分，g	1.2	1.2	铁，mg	0.6	0.7
维生素 A，μg	57	26	锌，mg	0.80	0.56
维生素 E（总），mg	2.91	2.00	铜，mg	0.22	0.28
α-TE，mg	1.96	1.71	锰，mg	0.12	0.10

监测点：陕西、山西、辽宁、北京、云南

花高体鲳 Pomfret

花鲳的中文名为花高体鲳，也称为雪花鲳，属于鲈形目、长鲳科、花鲳属，学名为 *Schedophilus maculatus*。我国南海有所分布，近年来也有进口。

营养成分表

/100 g 可食部

项目	含量	项目	含量
食部，%	47.0	核黄素，mg	Tr
水分，g	83.2	钙，mg	48
能量，kJ	277	磷，mg	138
蛋白质，g	14.5	钠，mg	102
脂肪，g	0.4	钾，mg	276
碳水化合物，g	0.9	镁，mg	27
灰分，g	1.0	铁，mg	0.6
维生素 A，μg	2	锌，mg	0.31
维生素 E（总），mg	0.75	铜，mg	0.03
α-TE，mg	0.64	锰，mg	0.01
硫胺素，mg	Tr		

监测点：深圳、上海

花 䱻 Spotted steed

花䱻，又称花骨、花鱼骨、花吉勾（鱼）、吉花鱼、花姑娘、马驹子，南方地区还会称之为鲫格郎、季郎鱼、鸡骨郎、鸡腿鱼，属于鲤形目、鲤科、䱻属，学名为 *Hemibarbus maculatus*，广泛分布于我国各大流域。

营养成分表

/100 g 可食部

项目	含量	项目	含量
食部，%	55.5	钙，mg	16
水分，g	73.8	磷，mg	192
能量，kJ	493	钠，mg	49
蛋白质，g	20.5	钾，mg	326
脂肪，g	3.3	镁，mg	28
碳水化合物，g	1.3	铁，mg	2.9
胆固醇，mg	64	锌，mg	1.03
灰分，g	1.3	铜，mg	0.04
维生素 A，μg	Tr	锰，mg	0.02
维生素 E（总），mg	0.35		

监测点：四川、上海、安徽、黑龙江

花　鲈　Sea bass

生活中常见的海鲈鱼，是属于鲈形目、狼鲈科、花鲈属的花鲈。我国黄海、渤海、东海、南海等近海水域养殖的品种主要包括中国花鲈和日本花鲈。中国花鲈又称板鲈，学名为 *Lateolabrax maculatus*，背鳍部有更明显的黑色斑点，英文名为 spotted seabass；日本花鲈又称七星鲈、青鲈，科学名为 *Lateolabrax japonicus*。

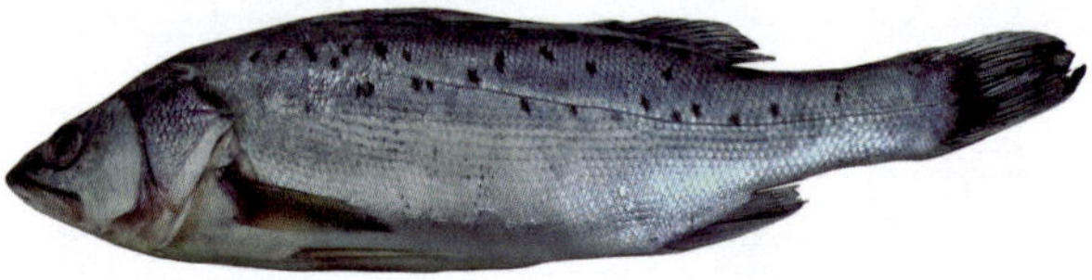

营养成分表

/100 g 可食部

项目	含量	项目	含量
食部，%	55.2	硫胺素，mg	0.11
水分，g	71.7	核黄素，mg	0.10
能量，kJ	523	钙，mg	136
蛋白质，g	18.6	磷，mg	192
脂肪，g	3.1	钠，mg	56
碳水化合物，g	4.8	钾，mg	356
胆固醇，mg	48	镁，mg	32
灰分，g	1.2	铁，mg	0.3
维生素 A，μg	55	锌，mg	0.72
维生素 E（总），mg	0.47	铜，mg	0.03
α-TE，mg	0.70	锰，mg	0.02

监测点：福建、河南、江苏、深圳、天津、北京

鳇 Kaluga

鳇鱼形似鲟鱼，亦称鲟鳇鱼，属于鲟形目、鲟科、鳇属，学名为 *Huso dauricus*。鳇鱼也是洄游鱼，主要生活于黑龙江、牡丹江、嫩江流域的近海口，夏季会在江河中产卵。由于体型较长，市场上常分段售卖。

营养成分表

/100 g 可食部

项目	含量	项目	含量
食部，%	100*	胆固醇，mg	13
水分，g	64.6	灰分，g	1.0
能量，kJ	869	钠，mg	43
蛋白质，g	18.6	钾，mg	315
脂肪，g	14.2	镁，mg	15
碳水化合物，g	1.6	锌，mg	0.42

* 为鱼肉的食部

监测点：黑龙江

黄姑鱼 Yellow drum

黄姑鱼属于鲈形目、石首鱼科、黄姑鱼属，学名为 *Nibea albiflora*，其体型与小黄鱼相似，常被称为春只鱼，也称春子、假黄鱼、黄婆鸡、罗鱼、铜罗鱼，我国沿海均产，在广州、福建有养殖基地。

营养成分表

/100 g 可食部

项目	含量	项目	含量
食部，%	68.0	碳水化合物，g	5.2
水分，g	78.1	胆固醇，mg	30
能量，kJ	364	灰分，g	1.3
蛋白质，g	14.7	维生素 A，μg	6
脂肪，g	0.7	维生素 E（总），mg	0.89

监测点：福建

黄鳍棘鲷 Yellowfin seabream

黄鳍棘鲷，又名黄鳍鲷、黄脚立、黄立鱼、赤翅（仔），属于鲈形目、鲷科、棘鲷属，学名为 *Acanthopagrus latus*，是西太平洋浅海暖水性底层鱼类，我国广东省海域沿岸甚为常见。

营养成分表

/100 g 可食部

项目	含量	项目	含量
食部，%	51.8	硫胺素，mg	Tr
水分，g	70.9	核黄素，mg	0.06
能量，kJ	629	钙，mg	117
蛋白质，g	17.7	磷，mg	184
脂肪，g	7.7	钠，mg	58
碳水化合物，g	3.1	钾，mg	244
胆固醇，mg	60	镁，mg	24
灰分，g	1.2	铁，mg	1.9
维生素 A，μg	17	锌，mg	1.04
维生素 E（总），mg	0.94	铜，mg	0.16
α-TE，mg	1.15	锰，mg	0.16

监测点：深圳

黄金鲈 Yellow perch

黄金鲈是河黄鲈，又称金桂鱼、黄金桂鱼或丝绸鲈，常栖于温、冷水淡水，我国湖北省由美国引进，现已驯化、养殖，属于鲈形目、鲈科、鲈属，学名为 *Perca flavescens*。

营养成分表

/100 g 可食部

项目	含量	项目	含量
食部，%	63.0	钙，mg	60
水分，g	65.9	磷，mg	118
能量，kJ	601	钠，mg	50
蛋白质，g	17.3	钾，mg	390
脂肪，g	2.1	镁，mg	27
碳水化合物，g	13.5	铁，mg	0.6
胆固醇，mg	11	锌，mg	0.50
灰分，g	1.2	铜，mg	0.10
维生素 A，μg	1	锰，mg	Tr
维生素 E（总），mg	0.64		

监测点：湖北

黄颡鱼 Yellow catfish

黄颡鱼，又名嘎鱼，嘎牙鱼，黄辣丁，黄刺鱼，属于鲶形目、鲿科、黄颡鱼属，学名为 *Pelteobagrus fulvidraco*，我国各大水系均有分布，湖北、江西、安徽等地多有养殖。

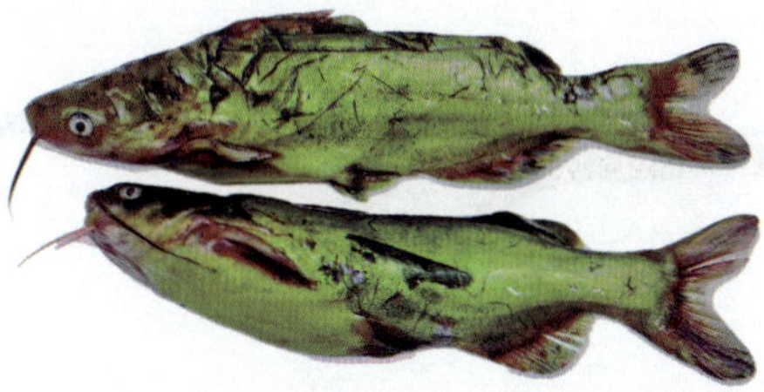

注：图中鱼长约 20 cm，每条体重约 90 g

营养成分表

/100 g 可食部

项目	含量	项目	含量
食部，%	49.1	核黄素，mg	0.05
水分，g	70.7	钙，mg	58
能量，kJ	642	磷，mg	183
蛋白质，g	17.7	钠，mg	59
脂肪，g	8.0	钾，mg	245
碳水化合物，g	2.4	镁，mg	24
胆固醇，mg	62	铁，mg	1.9
灰分，g	1.2	锌，mg	1.07
维生素 A，μg	2	铜，mg	0.15
维生素 E（总），mg	1.09	锰，mg	0.15
硫胺素，mg	0.03	硒，μg	32.9

监测点：广东、云南、上海、四川、辽宁、江苏、湖南、河南、湖北、陕西、安徽、湖北、河南、黑龙江

黄 鳝 Swamp eel

黄鳝，也称为鳝鱼、蛇鱼，属于合腮鱼目、合腮鱼科、黄鳝属，学名为 *Monopterus albus*，广泛分布于我国各大水系，尤其是长江流域多有养殖。

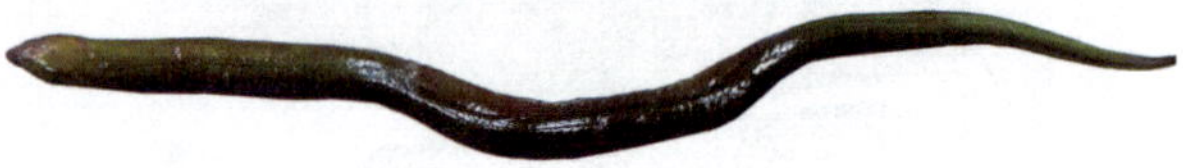

营养成分表

/100 g 可食部

项目	含量	项目	含量
食部，%	73.4	硫胺素，mg	Tr
水分，g	73.7	核黄素，mg	0.53
能量，kJ	461	钙，mg	26
蛋白质，g	21.6	磷，mg	275
脂肪，g	1.8	钠，mg	77
碳水化合物，g	1.7	钾，mg	224
胆固醇，mg	63	镁，mg	25
灰分，g	1.5	铁，mg	2.8
维生素 A，μg	38	锌，mg	2.02
维生素 E（总），mg	1.20	铜，mg	0.18
α-TE，mg	1.19	锰，mg	0.45

监测点：安徽、湖北、湖南、辽宁、云南、四川、江苏

黄　鱼　Yellow croaker

黄鱼或称黄花鱼，属于鲈形目、石首鱼科、黄鱼属，因鱼头中有两颗坚硬的耳石，故又名石首鱼。市场上常见的有大黄鱼和小黄鱼，是我国特有的重要经济鱼类，广泛分布于我国黄海、东海、南海，为暖温性集群洄游鱼类，常栖息于水深 60 米以内的近海中下层。为避免过度捕捞影响到物种资源，福建、广东、浙江等地多有养殖。海水黄花鱼经培育试验，已经有淡水养殖成功的产品。

大黄鱼　Large yellow croaker

大黄鱼，别名为黄花鱼、黄瓜鱼、大王鱼，学名为 *Larimichthys crocea*。

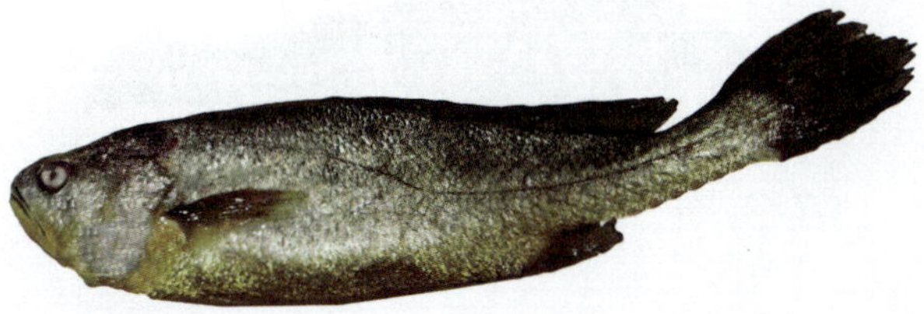

营养成分表

/100 g 可食部

项目	含量	项目	含量
食部，%	54.0	钙，mg	86
水分，g	71.4	磷，mg	190
能量，kJ	738	钠，mg	63
蛋白质，g	17.8	钾，mg	268
脂肪，g	9.5	镁，mg	31
碳水化合物，g	0.4	铁，mg	0.4
胆固醇，mg	109	锌，mg	0.47
灰分，g	1.1	铜，mg	0.03
维生素 A，μg	30	锰，mg	Tr
维生素 E（总），mg	0.63	硒，μg	57.0
α-TE，mg	0.78		

监测点：福建、天津、北京、浙江

小黄鱼 Small yellow croaker

小黄鱼，又称小黄花、小黄瓜、厚鳞仔、黄口、黄顺、红瓜，也是黄鱼的一种。小黄鱼的学名为 *Larimichthys polyactis*，广泛分布于我国黄海、渤海、东海、南海，主要栖息于沿岸及近海砂泥底质水域，各地多有养殖。

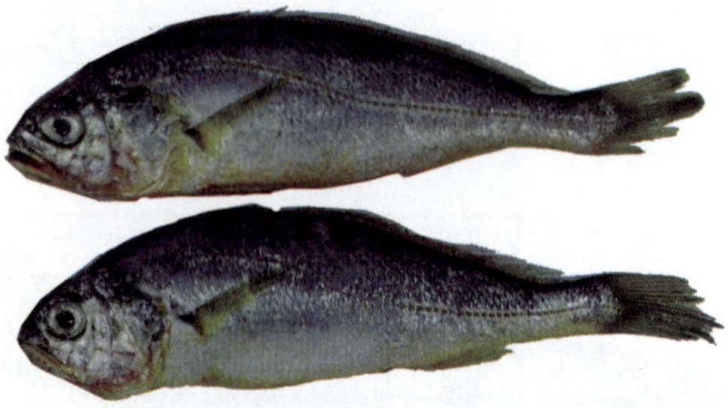

营养成分表

/100 g 可食部

项目	含量	项目	含量
食部，%	48.3	核黄素，mg	0.11
水分，g	69.5	钙，mg	57
能量，kJ	708	磷，mg	179
蛋白质，g	16.8	钠，mg	87
脂肪，g	9.7	钾，mg	254
碳水化合物，g	2.3	镁，mg	27
胆固醇，mg	67	铁，mg	0.5
灰分，g	1.1	锌，mg	0.69
维生素 A，μg	34	铜，mg	0.02
维生素 E（总），mg	3.06	锰，mg	0.01
硫胺素，mg	0.01		

监测点：广东（含深圳）、上海、江苏、湖南、河南

胡子鲇 Whiskered catfish

胡子鲇或胡鲇，学名为 *Clarias fuscus*，指的是鲶形目、胡子鲇科、胡子鲇属的鱼，也就是生活中常提到的塘虱、塘角、土虱、土刹，江鳅。胡子鲇有4对胡须，上下颌须较长，分布于我国各大淡水水系，目前已多有养殖。考虑到食品安全问题，不建议食用野生塘虱。

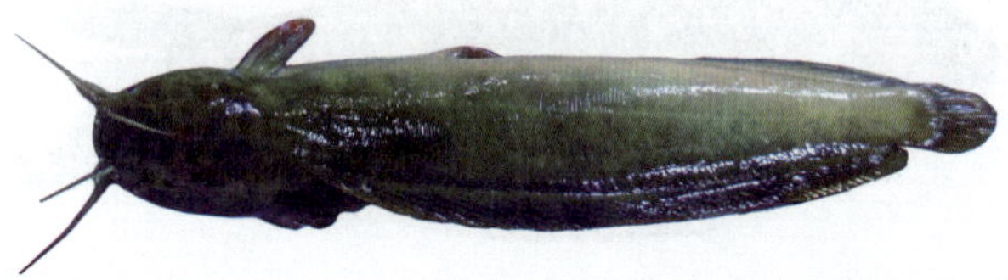

营养成分表

/100 g 可食部

项目	含量	项目	含量
食部，%	43.0	钙，mg	77
水分，g	65.8	磷，mg	12
能量，kJ	888	钠，mg	40
蛋白质，g	16.0	钾，mg	281
脂肪，g	16.1	镁，mg	20
碳水化合物，g	1.2	铁，mg	1.5
胆固醇，mg	22	锌，mg	0.90
灰分，g	0.9	铜，mg	0.03
维生素 A，μg	0	锰，mg	0.03
维生素 E（总），mg	2.34	硒，μg	15.7

监测点：广东、云南

鲫 Crucian carp

鲫鱼，又称鲫瓜子、鲫拐子，是鲤形目、鲤科、鲫属的亚种，学名为 *Carassius auratus auratus*，主要分布于各大水系，各地均有养殖。

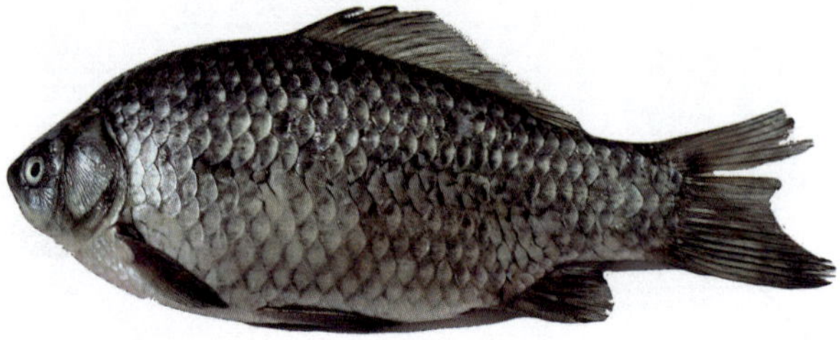

营养成分表

/100 g 可食部

项目	含量	项目	含量
食部，%	52.2	核黄素，mg	0.03
水分，g	75.4	钙，mg	88
能量，kJ	451	磷，mg	188
蛋白质，g	16.7	钠，mg	51
脂肪，g	2.6	钾，mg	244
碳水化合物，g	4.2	镁，mg	28
胆固醇，mg	54	铁，mg	1.0
灰分，g	1.4	锌，mg	1.41
维生素 A，μg	7	铜，mg	0.04
维生素 E（总），mg	0.60	锰，mg	0.01
硫胺素，mg	0.07	硒，μg	14.9

监测点：安徽、广西、湖北、河南、湖南、辽宁、天津、云南、北京、山西、陕西、黑龙江、广西、安徽

棘头梅童鱼 Spiny head croaker

梅童鱼又称大棘头，学名为棘头梅童鱼，属于鲈形目，石首鱼科，梅童鱼属，学名为 *Collichthys lucidus*，主要分布于西太平洋区，我国长江口海域常见，有些地方也会把梅童鱼称为大头宝、烂头鱼、黄皮。

营养成分表

/100 g 可食部

项目	含量	项目	含量
食部，%	49.5	α-TE，mg	6.18
水分，g	79.0	钙，mg	51
能量，kJ	478	磷，mg	173
蛋白质，g	16.5	钠，mg	117
脂肪，g	5.4	钾，mg	188
碳水化合物，g	Tr	镁，mg	30
胆固醇，mg	122	铁，mg	1.4
灰分，g	1.2	锌，mg	0.17
维生素 A，μg	3	铜，mg	0.06
维生素 E（总），mg	6.37	锰，mg	0.01

监测点：江苏、浙江

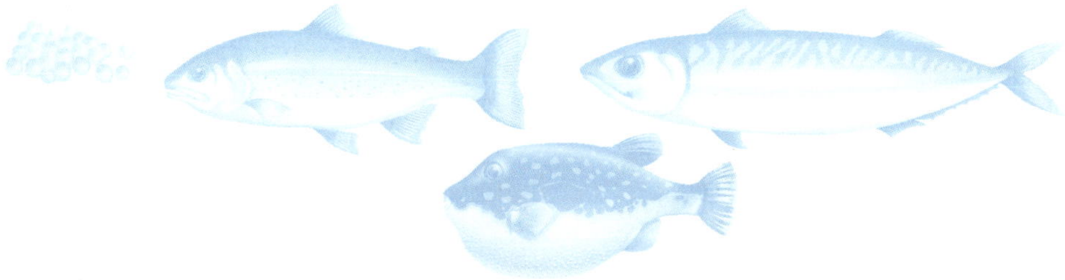

金钱鱼 Spotted scat

金钱鱼，常被称为金鼓鱼、遍身苦，属于鲈形目、金钱鱼科、金钱鱼属，学名为 *Scatophagus argus*，主要分布于太平洋海域，我国南方江河入海口常见。

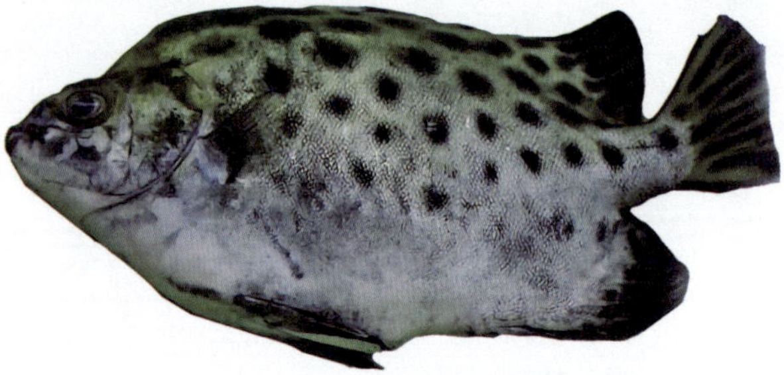

营养成分表

/100 g 可食部

项目	含量	项目	含量
食部，%	42.0	核黄素，mg	0.13
水分，g	76.5	钙，mg	364
能量，kJ	425	磷，mg	294
蛋白质，g	16.6	钠，mg	117
脂肪，g	2.9	钾，mg	340
碳水化合物，g	2.1	镁，mg	38
灰分，g	1.9	铁，mg	0.8
维生素 A，μg	2	锌，mg	1.05
维生素 E（总），mg	0.18	铜，mg	0.04
α-TE，mg	0.18	锰，mg	0.07
硫胺素，mg	0.01		

监测点：深圳

金线鱼 Threadfin bream

金线鱼属于鲈形目，金线鱼科，金线鱼属，学名为 *Nemipterus virgatus*，别名为金线鲢、红三鱼、红杉鱼、黄线鱼等。金线鱼品种很多，主要分布于印度洋、太平洋的热带和亚热带地区，我国黄海、东海、南海等海域均有分布。

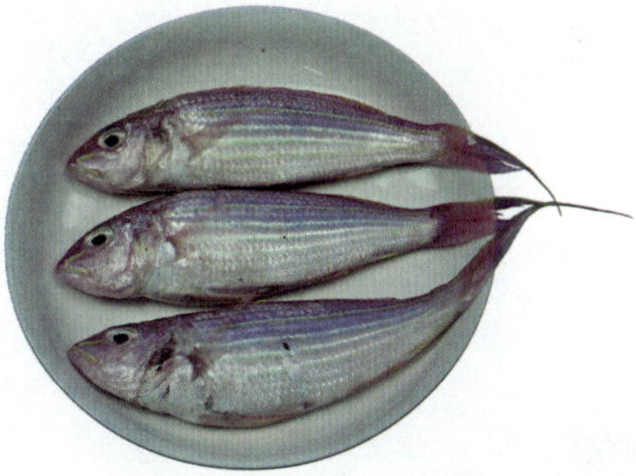

营养成分表

/100 g 可食部

项目	含量	项目	含量
食部，%	47.3	钙，mg	37
水分，g	73.5	磷，mg	102
能量，kJ	509	钠，mg	146
蛋白质，g	19.8	钾，mg	263
脂肪，g	4.4	镁，mg	32
碳水化合物，g	0.5	铁，mg	0.4
胆固醇，mg	55	锌，mg	0.37
灰分，g	1.7	铜，mg	0.14
维生素 A，μg	36	锰，mg	0.02
维生素 E（总），mg	0.54		

监测点：福建、云南、广东

鱇浪白鱼 Kanglang white minnow

鱇浪白鱼，是鲤形目、鲤科、白鱼属中的一个品种，学名为 *Anabarilius grahami*。鱇浪白鱼是云南抚仙湖的特产，“鱇浪”二字常用“抗浪”或其他同音字代替，也称小花鱼，为高脂鱼。

营养成分表

/100 g 可食部

项目	含量	项目	含量
食部，%	85.0	维生素 E（总），mg	2.20
水分，g	67.6	磷，mg	335
能量，kJ	725	钠，mg	71
蛋白质，g	16.6	钾，mg	126
脂肪，g	11.0	镁，mg	33
碳水化合物，g	2.1	铁，mg	0.7
胆固醇，mg	177	锌，mg	2.17
灰分，g	2.7	铜，mg	0.17
维生素 A，μg	Tr	锰，mg	0.03

监测点：云南

口孵非鲫 Tilapia

口孵非鲫，又称罗非鱼，属于鲈形目、慈鲷科、罗非鱼属（*Oreochromis*），是热带淡水鱼。我国分别引进了不同品种，根据产地来源也可称为非洲鲫、吴郭鱼、丽鲷，现广东、广西、海南、湖北等地多有养殖，并衍生出杂交品种，腹部较肥。

营养成分表

/100 g 可食部

项目	含量			项目	含量		
	全鱼	背肉	腹肉		全鱼	背肉	腹肉
食部，%	60.5	100	100	核黄素，mg	0.06	—	—
水分，g	70.3	75.8	69.0	钙，mg	41	53	152
能量，kJ	558	445	720	磷，mg	198	104	118
蛋白质，g	19.8	18.7	18.5	钠，mg	45	39	50
脂肪，g	3.6	2.6	10.9	钾，mg	392	283	217
碳水化合物，g	0.6	1.9	0.1	镁，mg	29	29	25
胆固醇，mg	59	38	52	铁，mg	1.1	0.6	1.2
灰分，g	1.2	1.1	1.6	锌，mg	0.76	0.74	0.40
维生素 A，μg	3	Tr	20	铜，mg	0.03	0.07	0.17
维生素 E（总），mg	0.92	0.67	1.29	锰，mg	0.02	0.04	0.09
α-TE，mg	1.61	—	—	硒，μg	34.8		
硫胺素，mg	Tr	—	—				

监测点：广西、湖北、天津、新疆、四川、北京、广东、云南

蓝鳃太阳鱼 Bluegill sunfish

蓝鳃太阳鱼属于鲈形目、棘臀鱼科、太阳鱼属，学名为 *Lepomis macrochirus*，是来源于北美洲的淡水鱼，我国已经引种。

营养成分表

/100 g 可食部

项目	含量	项目	含量
食部，%	48.0	钙，mg	27
水分，g	78.4	磷，mg	204
能量，kJ	339	钠，mg	34
蛋白质，g	17.6	钾，mg	264
脂肪，g	2.3	镁，mg	23
碳水化合物，g	0.5	铁，mg	0.6
胆固醇，mg	63	锌，mg	0.61
灰分，g	1.2	铜，mg	Tr
维生素 A，μg	5	锰，mg	Tr
维生素 E（总），mg	0.94		

监测点：上海

鳓　Chinese herring

鳓，又名力鱼、曹白鱼、快鱼、鲙鱼、白鳞鱼、鲞鱼，属于鲱形目、锯腹鳓科、鳓属，学名为 *Ilisha elongata*。鳓在我国沿海均有分布，是比较早的捕捞对象。

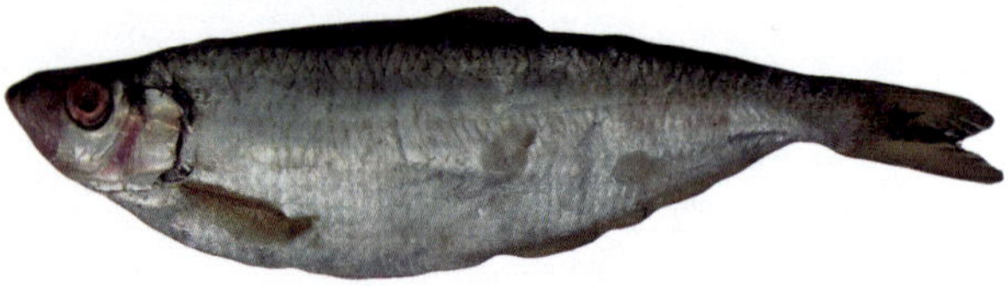

营养成分表

/100 g 可食部

项目	含量	项目	含量
食部，%	45.0	α-TE，mg	0.67
水分，g	69.9	钙，mg	114
能量，kJ	677	磷，mg	259
蛋白质，g	22.2	钠，mg	95
脂肪，g	8.1	钾，mg	295
碳水化合物，g	Tr	镁，mg	41
胆固醇，mg	115	铁，mg	0.6
灰分，g	1.3	锌，mg	0.44
维生素 A，μg	Tr	铜，mg	0.11
维生素 E（总），mg	0.74	锰，mg	0.02

监测点：浙江

鲤 Carp

鲤，属于鲤形目、鲤科、鲤属，是淡水鱼中最常见的品类，又名鲤拐子、鲤子、财神鱼，学名为 *Cyprinus carpio*。鲤的亚种很多，广泛分布于我国各大水系，在一些特定的水域也会有一些特定品种，如黄河鲤、镜鲤等。不细分亚种的鲤鱼，英文名为 common carp。

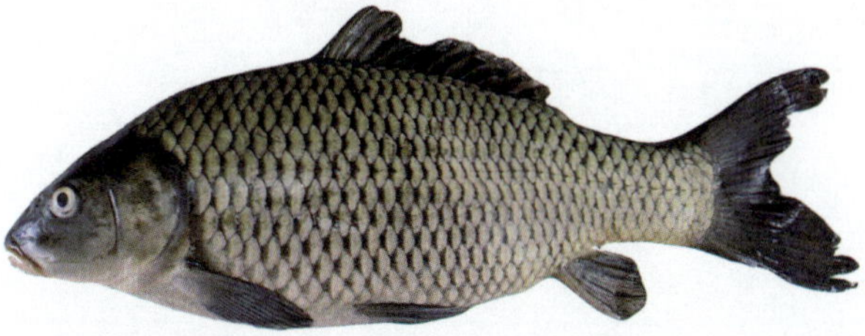

营养成分表

/100 g 可食部

项目	含量			项目	含量		
	全鱼	背肉	腹肉		全鱼	背肉	腹肉
食部，%	53.2	100	100	核黄素，mg	0.04	—	—
水分，g	74.2	75.3	73.5	钙，mg	108	184	127
能量，kJ	509	505	512	磷，mg	192	186	206
蛋白质，g	17.9	20.6	18.2	钠，mg	46	44	50
脂肪，g	4.5	2.7	3.8	钾，mg	280	367	327
碳水化合物，g	2.3	0.4	0.2	镁，mg	29	25	25
胆固醇，mg	39	73	81	铁，mg	1.0	0.7	0.5
灰分，g	1.8	1.2	1.2	锌，mg	1.75	1.41	1.59
维生素 A，μg	48	7	20	铜，mg	0.08	0.04	0.03
维生素 E（总），mg	0.31	0.48	0.59	锰，mg	0.06	0.04	0.05
硫胺素，mg	0.04	—	—	硒，μg	12.8	—	—

监测点：云南、新疆、天津、河南、湖北、辽宁、黑龙江、陕西、湖南、广西、北京、安徽

黄河鲤　Yellow river carp

黄河鲤主要生活在黄河流域，多分布于宁夏、陕西等淡水流域，也称为黄河金翅鲤、鲤拐子。

营养成分表

/100 g 可食部

项目	含量	项目	含量
食部，%	54.0	硫胺素，mg	0.04
水分，g	77.3	核黄素，mg	0.05
能量，kJ	400	钙，mg	24
蛋白质，g	17.8	磷，mg	185
脂肪，g	1.9	钠，mg	53
碳水化合物，g	1.6	钾，mg	316
胆固醇，mg	56	镁，mg	24
灰分，g	1.4	铁，mg	0.6
维生素 A，μg	9	锌，mg	0.49
维生素 E（总），mg	0.74	铜，mg	0.06
α-TE，mg	0.60	锰，mg	0.01

监测点：山西

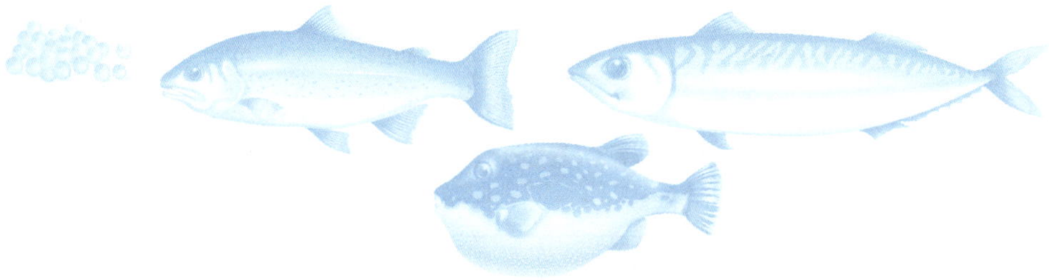

镜鲤　Mirror carp

镜鲤又称三道鳞、三花鲤，是由德国引进的欧洲鲤鱼变种，在黑龙江选育。

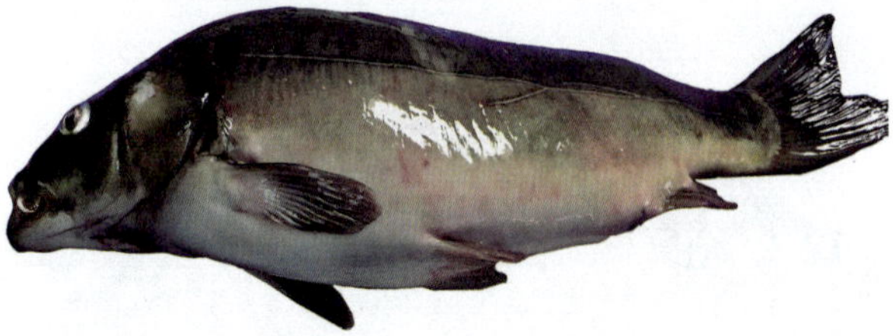

营养成分表

/100 g 可食部

项目	含量	项目	含量
食部，%	80.0	硫胺素，mg	Tr
水分，g	65.7	核黄素，mg	0.04
能量，kJ	687	钙，mg	58
蛋白质，g	17.1	磷，mg	221
脂肪，g	6.3	钠，mg	204
碳水化合物，g	9.7	钾，mg	215
胆固醇，mg	49	镁，mg	29
灰分，g	1.3	铁，mg	1.4
维生素 A，μg	15	锌，mg	0.70
维生素 E（总），mg	0.51	铜，mg	0.34
α-TE，mg	0.32	锰，mg	0.22

监测点：黑龙江、辽宁

裸　鲤　Nake carp

裸鲤，是体表鳞片退化，身体裸露的鲤鱼，又称裸斑鱼、无鳞鱼，也称湟鱼、花鱼、藏龙鱼，属于鲤形目、鲤科、裸鲤属（*Gymnocypris*）。裸斑鱼的品种很多，如青海湖裸鲤、拉孜裸鲤、松潘裸鲤、高原裸鲤、祁连裸鲤等，喜好较冷水域。

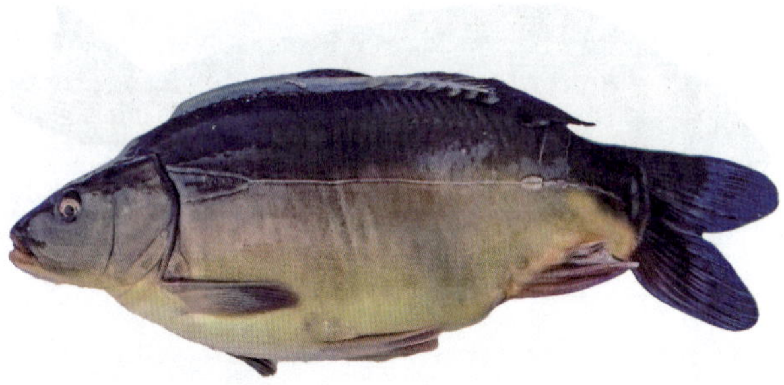

营养成分表

/100 g 可食部

项目	含量	项目	含量
食部，%	66.0	钙，mg	15
水分，g	66.7	磷，mg	195
能量，kJ	610	钠，mg	51.7
蛋白质，g	28.4	钾，mg	343
脂肪，g	3.3	镁，mg	17
碳水化合物，g	0.3	铁，mg	0.9
胆固醇，mg	67	锌，mg	2.18
灰分，g	1.3	铜，mg	0.15
维生素 A，μg	Tr	锰，mg	0.01
维生素 E（总），mg	Tr		

监测点：四川

鲢　Silver carp

鲢，又称白鲢、鲢子、边鱼，属于鲤形目、鲤科、鲢属，学名为*Hypophthalmichthys molitrix*，是我国常见的淡水养殖鱼。

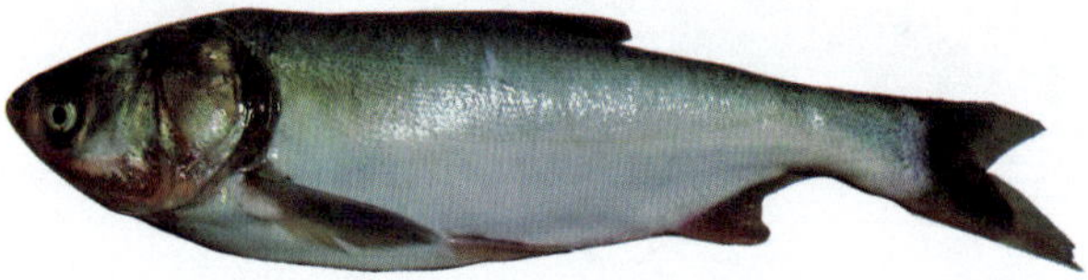

营养成分表

/100 g 可食部

项目	含量	项目	含量
食部，%	59.0	核黄素，mg	0.02
水分，g	76.2	钙，mg	91
能量，kJ	452	磷，mg	215
蛋白质，g	18.4	钠，mg	48
脂肪，g	3.4	钾，mg	308
碳水化合物，g	0.8	镁，mg	28
胆固醇，mg	39	铁，mg	0.8
灰分，g	1.2	锌，mg	0.90
维生素 A，μg	7	铜，mg	0.07
维生素 E（总），mg	0.68	锰，mg	0.04
硫胺素，mg	0.04	硒，μg	12.8

监测点：安徽、广西、湖北、河南、湖南、辽宁、天津、云南、北京、山西、陕西、黑龙江

六齿金线鱼 Ornate threadfin bream

六齿金线鱼，又称虹色金线鱼，是鲈形目、金线鱼科、金线鱼属中的品种，学名为 *Nemipterus hexodon*，主要分布在印度洋、大平洋的热带和亚热带地区，我国南海可见。

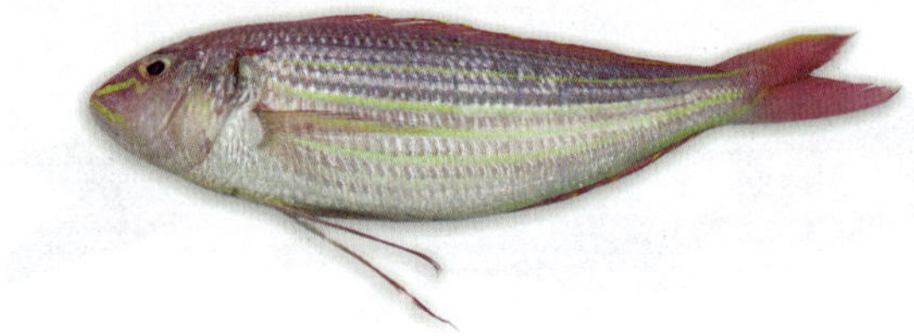

注：图中鱼长约 30 cm，体重为 465 g

营养成分表

/100 g 可食部

项目	含量	项目	含量
食部，%	48.0	核黄素，mg	0.06
水分，g	77.6	钙，mg	23
能量，kJ	436	磷，mg	194
蛋白质，g	16.7	钠，mg	66
脂肪，g	3.8	钾，mg	314
碳水化合物，g	0.6	镁，mg	28
灰分，g	1.2	铁，mg	0.3
维生素 A，μg	7	锌，mg	0.33
维生素 E（总），mg	0.71	铜，mg	0.02
α-TE，mg	0.64	锰，mg	0.02
硫胺素，mg	0.01		

监测点：深圳

龙头鱼 Bombay-duck

龙头鱼属于仙女鱼目、狗母鱼科、龙头鱼属，又称狗母鱼、水狗母、粉粘、那哥，学名为 *Harpadon nehereus*，主要分布于我国黄海、东海、南海。

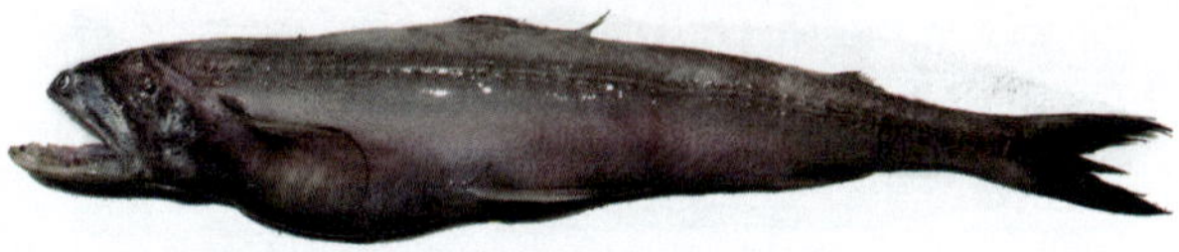

营养成分表

/100 g 可食部

项目	含量	项目	含量
食部，%	73.0	α-TE，mg	0.32
水分，g	87.1	钙，mg	149
能量，kJ	232	磷，mg	205
蛋白质，g	10.6	钠，mg	195
脂肪，g	1.4	钾，mg	126
碳水化合物，g	Tr	镁，mg	33
胆固醇，mg	54	铁，mg	0.4
灰分，g	1.3	锌，mg	0.23
维生素 A，μg	12	铜，mg	0.03
维生素 E（总），mg	0.34	锰，mg	0.07

监测点：浙江

马鲛鱼 Mackerel

马鲛鱼，也就是常说的鲅鱼、马加鱼，是鲈形目、鲭科、马鲛属（*Scomberomorus*）的鱼类总称，品种很多，我国各大海域均有分布。由于马鲛鱼大多体型较大，因此常做切段盐渍处理。

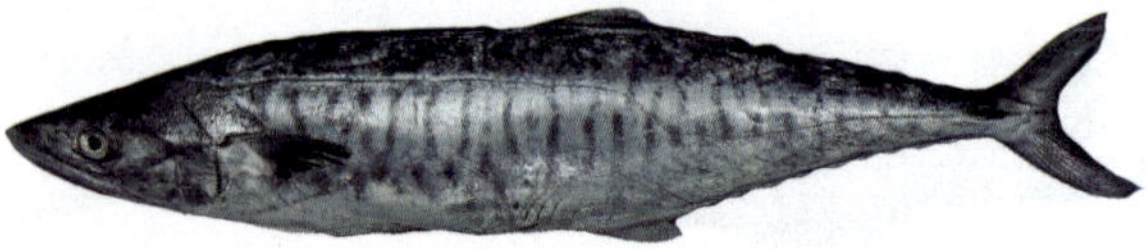

营养成分表

/100 g 可食部

项目	含量	项目	含量
食部，%	100.0*	硫胺素，mg	0.02
水分，g	39.2	核黄素，mg	0.10
能量，kJ	953	钙，mg	464
蛋白质，g	33.3	磷，mg	600
脂肪，g	8.5	钠，mg	4462
碳水化合物，g	9.2	钾，mg	189
胆固醇，mg	55	镁，mg	104
灰分，g	15.1	铁，mg	2.2
维生素 A，μg	13	锌，mg	2.42
维生素 E（总），mg	0.76	铜，mg	2.52
α-TE，mg	0.44	锰，mg	0.86

* 为盐渍鱼肉的食部

监测点：辽宁

朝鲜马鲛　Compressed mackerel

朝鲜马鲛体型较大，色泽银亮，背有暗纹和黑蓝斑点，也称竹鲛、破北、阔腹仔、高丽鰆等，学名为 *Scomberomorus koreanus*，渤海、黄海、东海均产。

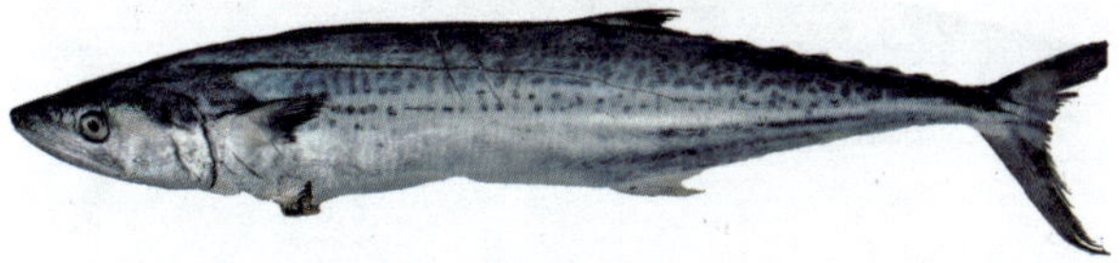

营养成分表

/100 g 可食部

项目	含量	项目	含量
食部，%	65.0	α-TE，mg	0.39
水分，g	75.4	钙，mg	14
能量，kJ	433	磷，mg	304
蛋白质，g	19.2	钠，mg	106
脂肪，g	1.9	钾，mg	444
碳水化合物，g	2.1	镁，mg	45
胆固醇，mg	51	铁，mg	0.6
灰分，g	1.4	锌，mg	0.42
维生素 A，μg	9	铜，mg	0.06
维生素 E（总），mg	0.46	锰，mg	Tr

监测点：福建、浙江

康氏马鲛 Striped mackerel

康氏马鲛属于鲈形目、鲭科、马鲛属，学名为 *Scomberomorus commerson*，因体侧有细条纹，又名花交、条纹马鲛、土魠、梭齿、竹鲛、圆鲛，我国渤海、黄海、东海、南海均产。

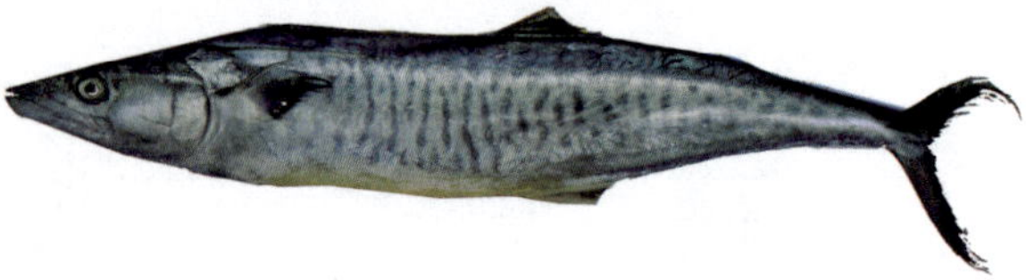

营养成分表

/100 g 可食部

项目	含量	项目	含量
食部，%	65.3	硫胺素，mg	0.01
水分，g	74.5	核黄素，mg	0.09
能量，kJ	503	钙，mg	10
蛋白质，g	17.9	磷，mg	229
脂肪，g	4.7	钠，mg	110
碳水化合物，g	1.5	钾，mg	419
胆固醇，mg	70	镁，mg	34
灰分，g	1.4	铁，mg	0.4
维生素 A，μg	8	锌，mg	0.56
维生素 E（总），mg	0.67	铜，mg	0.04
α-TE，mg	0.78	锰，mg	0.01

监测点：深圳、广西

斑点马鲛 Spotted mackerel

斑点马鲛体型相对较小，也称台湾马鲛、白腹仔、白北，学名为*Scomberomorus guttatus*，在东海和南海比较常见。

营养成分表

/100 g 可食部

项目	含量	项目	含量
食部，%	72.0	α-TE，mg	12.21
水分，g	64.4	钙，mg	11
能量，kJ	809	磷，mg	290
蛋白质，g	18.7	钠，mg	37
脂肪，g	11.3	钾，mg	378
碳水化合物，g	4.3	镁，mg	27
胆固醇，mg	51	铁，mg	2.5
灰分，g	1.3	锌，mg	0.40
维生素 A，μg	Tr	铜，mg	0.03
维生素 E（总），mg	13.18	锰，mg	Tr

监测点：江苏

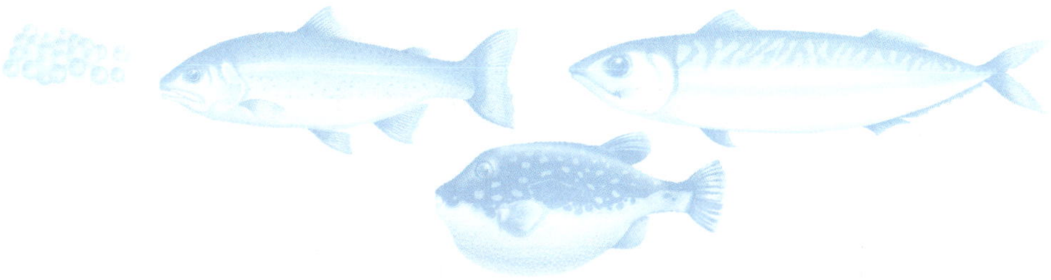

马面鲀 Scraper

马面鲀可泛指鲀形目、单角鲀科、马面鲀属的鱼，也可特指某一品种。马面鲀大多生活在海洋暖水水域，只有少数生活在淡水中，一般具有体型粗短、皮肤裸露、腹鳍及腰骨消失等特征。

马面鲀 Black scraper

马面鲀，又称马面鱼、黑达仔、短角单棘鲀、马面单棘鲀，学名为 *Thamnaconus modestus*，适合生存于暖温性海域，我国沿海尤以东海和南海更为多见，是我国的经济鱼种。由于鱼的外皮粗糙，在烹调时要剥去鱼皮才可制作成味道鲜美的菜肴，因此又称为剥皮鱼。

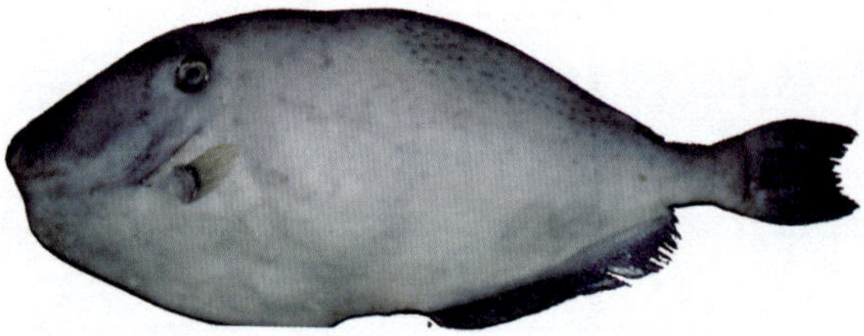

营养成分表

/100 g 可食部

项目	含量	项目	含量
食部，%	42.0	硫胺素，mg	0.01
水分，g	80.5	核黄素，mg	0.06
能量，kJ	324	钙，mg	20
蛋白质，g	17.7	磷，mg	178
脂肪，g	0.4	钠，mg	159
碳水化合物，g	0.4	钾，mg	300
胆固醇，mg	38	镁，mg	28
灰分，g	1.2	铁，mg	0.3
维生素 A，μg	5	锌，mg	0.47
维生素 E（总），mg	0.62	铜，mg	0.02
α-TE，mg	0.54	锰，mg	0.01

监测点：河南、浙江、广西、深圳

绿鳍马面鲀　Greenfin horse-faced filefish

绿鳍马面鲀也是一种剥皮鱼，也称七带短角单棘鲀，学名为 *Thamnaconus septentrionalis*，主要生存于黄海、东海、南海的近海沿岸。

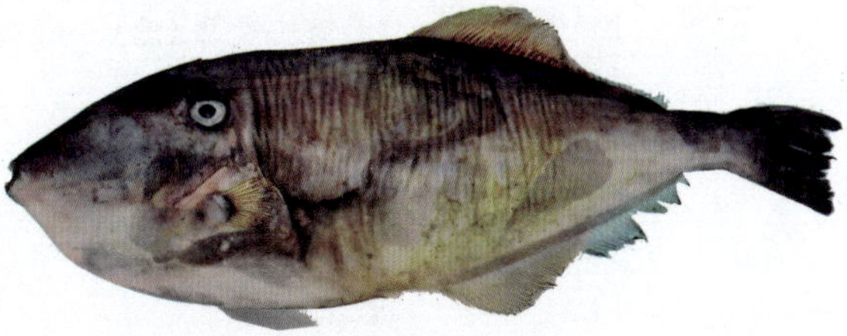

营养成分表

/100 g 可食部

项目	含量	项目	含量
食部，%	40.0	维生素 A，μg	29
水分，g	80.2	维生素 E（总），mg	1.21
能量，kJ	351	磷，mg	161
蛋白质，g	20.0	钠，mg	250
脂肪，g	0.3	钾，mg	192
碳水化合物，g	Tr	镁，mg	18
胆固醇，mg	32	铁，mg	0.5
灰分，g	1.3	锌，mg	0.48

监测点：上海

麦穗鱼 Stone moroko

麦穗鱼又称罗汉鱼，是鲤形目、鲤科、麦穗鱼属（或罗汉鱼属）的鱼类，别名为小马鱼、尖嘴鱼，学名为 *Pseudorasbora parva*。除新疆、西藏外，我国各主要水系均有所产。

营养成分表

/100 g 可食部

项目	含量	项目	含量
食部，%	100.0*	维生素 E（总），mg	0.85
水分，g	75.8	磷，mg	513
能量，kJ	449	钠，mg	91
蛋白质，g	15.4	钾，mg	97
脂肪，g	4.7	镁，mg	39
碳水化合物，g	0.8	铁，mg	1.3
胆固醇，mg	252	锌，mg	2.60
灰分，g	3.3	铜，mg	0.23
维生素 A，μg	Tr	锰，mg	0.28

* 为鱼肉的食部

监测点：云南

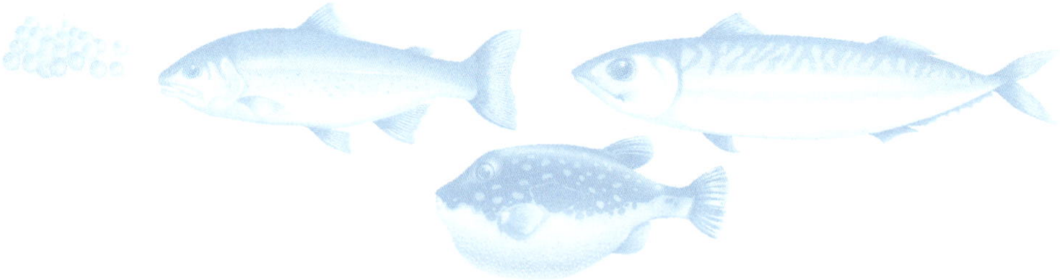

鳗鲡 Eel

鳗鲡，属于鳗鲡目、鳗鲡科、鳗鲡属（*Anguilla*），是主要生活于淡水而到海水中产卵的降河洄游鱼，生活中常被称为鳗鱼、河鳗、淡水鳗，由于其体型细长似蛇，也被称为鳝。我国是鳗鲡养殖和出口的第一大国。在渤海、黄海、东海、南海连通的淡水水系均有捕获记录，其中福建、广东等地是主要的养殖基地，品种包括日本鳗、欧洲鳗、美洲鳗等。

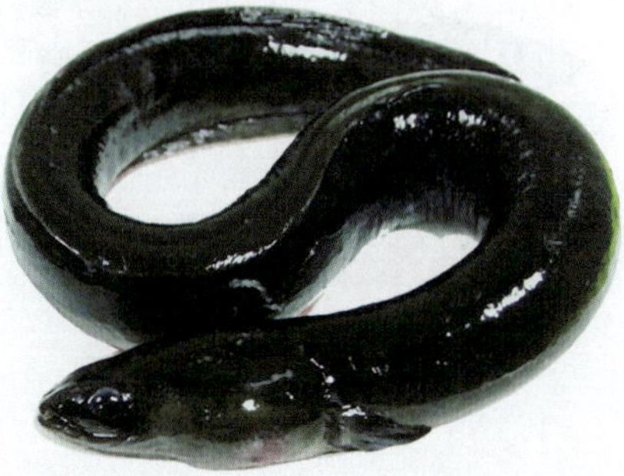

营养成分表

/100 g 可食部

项目	含量	项目	含量
食部，%	83.0	碳水化合物，g	2.3
水分，g	73.7	胆固醇，mg	41
能量，kJ	561	灰分，g	1.2
蛋白质，g	16.1	维生素 A，μg	1
脂肪，g	6.7	维生素 E（总），mg	0.29

监测点：福建

毛鳞鱼 Capelin

毛鳞鱼属于胡瓜鱼目、胡瓜鱼科、毛鳞鱼属，是深海鱼，学名为 *Mallotus villosus*。毛鳞鱼主要分布于西北太平洋，我国黑龙江、图们江下游多产，因雌鱼体内鱼卵较多，生活中常被称为多春鱼。

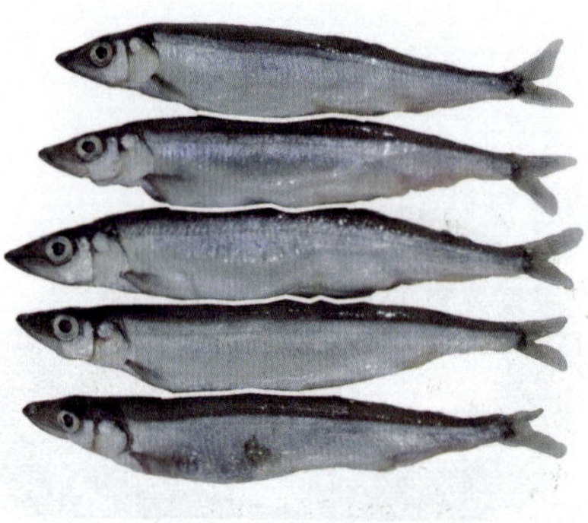

营养成分表

/100 g 可食部

项目	含量	项目	含量
食部，%	76.5	维生素 E（总），mg	2.30
水分，g	76.5	钙，mg	12
能量，kJ	470	磷，mg	248
蛋白质，g	16.8	钠，mg	186
脂肪，g	3.5	钾，mg	192
碳水化合物，g	3.2	镁，mg	22
胆固醇，mg	158	铁，mg	7.7
灰分，g	1.1	锌，mg	1.62
维生素 A，μg	95		

监测点：福建、上海

鮸 Miiuy croaker

鮸鱼别名敏鱼、米鱼、鮸仔，属于鲈形目、石首鱼科、鮸鱼属，学名为*Miichthys miiuy*，我国沿海均有分布，浙江、上海为主要捕捞海域。

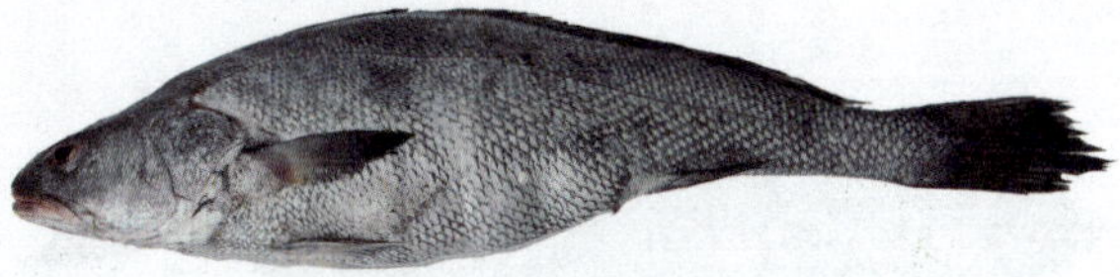

营养成分表

/100 g 可食部

项目	含量	项目	含量
食部，%	42.0	胆固醇，mg	81
水分，g	78.5	灰分，g	1.4
能量，kJ	384	维生素 A，μg	29
蛋白质，g	17.9	维生素 E（总），mg	0.77
脂肪，g	2.1	α-TE，mg	0.73
碳水化合物，g	0.1		

监测点：浙江

拟沙丁鱼 Pacific sardine

拟沙丁鱼，别名沙鲻、鰛仔、沙脑鰛、大肚鰛、无磷扁鰛，属于鲱形目、鲱科、拟沙丁鱼属，学名为 *Sardinops sagax*。相对于常用于制作鱼罐头体型较小的沙丁鱼，拟沙丁鱼体型相对较大，主要分布于印度洋和太平洋近海暖水水域，因此也被称为太平洋沙丁鱼，是我国东南沿海产量较高的经济鱼。

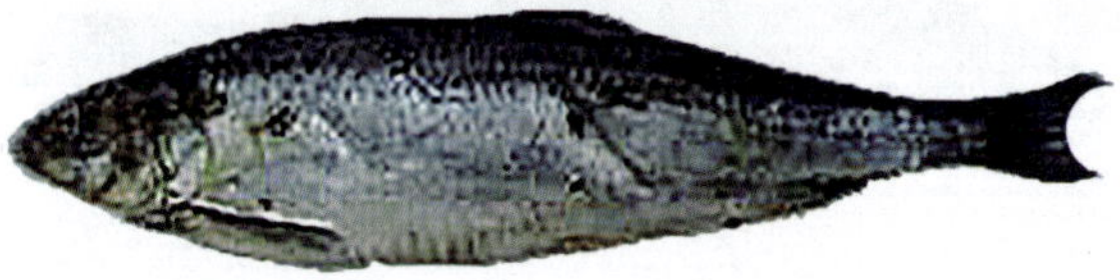

营养成分表

/100 g 可食部

项目	含量	项目	含量
食部，%	68.0	α-TE，mg	4.51
水分，g	65.8	钙，mg	6
能量，kJ	614	磷，mg	190
蛋白质，g	16.0	钠，mg	54
脂肪，g	2.8	钾，mg	339
碳水化合物，g	14.0	镁，mg	1
胆固醇，mg	9	铁，mg	0.7
灰分，g	1.4	锌，mg	0.65
维生素 A，μg	Tr	铜，mg	Tr
维生素 E（总），mg	4.51	锰，mg	0.04

监测点：江苏

泥　鳅　Loach

泥鳅，又称鳅鱼，属于鲤形目、鳅科、泥鳅属，学名为 *Misgurnus anguillicaudatus*。泥鳅广泛栖息于我国河流、湖泊、沟渠中，各地多有养殖，并有很多其他的称谓，如拧沟、土鳅、胡溜、鱼溜、河鳛、旋鳛等。

营养成分表

/100 g 可食部

项目	含量	项目	含量
食部，%	77.6	核黄素，mg	0.05
水分，g	69.5	钙，mg	93
能量，kJ	576	磷，mg	402
蛋白质，g	19.3	钠，mg	96
脂肪，g	4.5	钾，mg	219
碳水化合物，g	4.9	镁，mg	33
胆固醇，mg	94	铁，mg	2.8
灰分，g	2.2	锌，mg	2.94
维生素 A，μg	40	铜，mg	0.28
维生素 E（总），mg	1.61	锰，mg	0.41
硫胺素，mg	0.01		

监测点：安徽、广西、湖北、湖南、辽宁、云南、四川

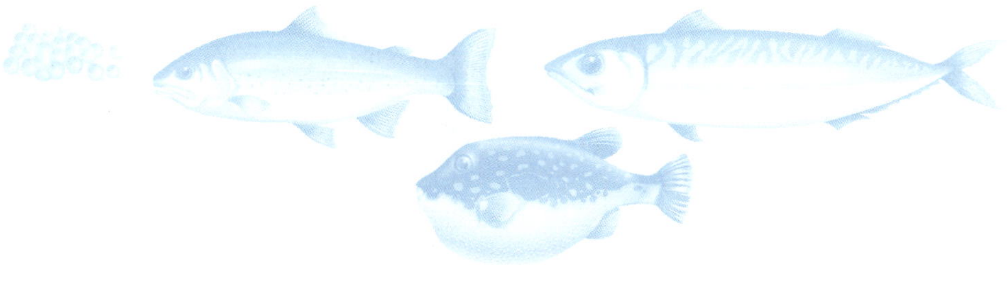

鲇 Chinese catfish

鲇鱼或鲶鱼，可以泛指鲇形目、鲇科的鱼类，也可以专指鲇属（*Silurus*）的鱼，品种很多，“鲶”与“鲇”通假。鲇，俗称拐子或土鲇，学名为 *Silurus asotus*，其头部宽平、尾部侧扁，无鳞，幼鱼会有 3 对胡须，成鱼会退化为 1 对，广泛分布于我国各大水系，四川、江苏、广东、广西等地多有养殖。

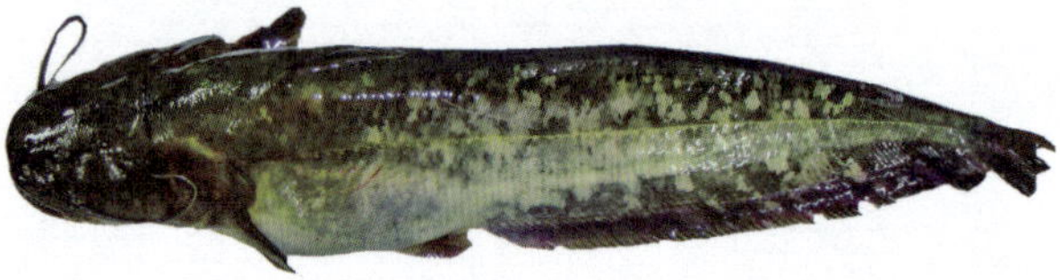

营养成分表

/100 g 可食部

项目	含量	项目	含量
食部，%	59.9	核黄素，mg	0.05
水分，g	67.9	钙，mg	19
能量，kJ	772	磷，mg	151
蛋白质，g	15.6	钠，mg	58
脂肪，g	11.8	钾，mg	263
碳水化合物，g	3.2	镁，mg	20
胆固醇，mg	78	铁，mg	0.8
灰分，g	0.9	锌，mg	0.95
维生素 A，μg	25	铜，mg	0.15
维生素 E（总），mg	0.57	锰，mg	0.05
硫胺素，mg	Tr		

监测点：安徽、云南、天津、辽宁、湖南、河南、黑龙江、湖北、广西、北京

齐口裂腹鱼 Schizothoracine fish

生长在四川省雅安的雅鱼是以齐口裂腹鱼为主的国家地理标志产品，属于鲤形目、鲤科、裂腹鱼属，学名为 *Schizothorax prenanti*。雅鱼体型似鲤，鳞细如鳟，头骨内有一宝剑状硬骨刺，喜冷水而栖，味道鲜美，又名丙穴鱼、嘉鱼、细甲鱼、齐口细鳞鱼。

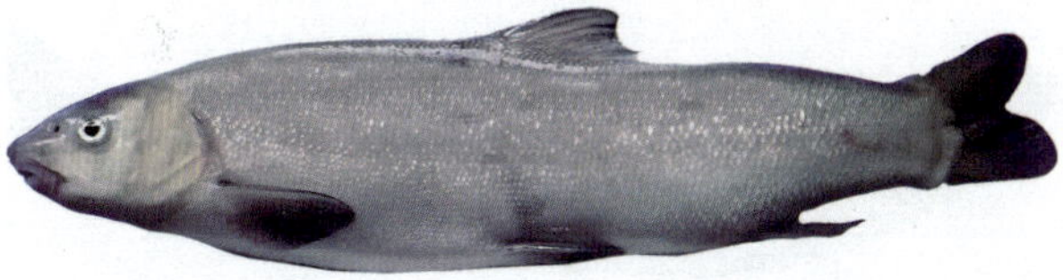

营养成分表

/100 g 可食部

项目	含量	项目	含量
食部，%	73.0	钙，mg	14
水分，g	69.6	磷，mg	201
能量，kJ	552	钠，mg	84
蛋白质，g	26.5	钾，mg	420
脂肪，g	2.7	镁，mg	24
碳水化合物，g	0.1	铁，mg	0.8
胆固醇，mg	72	锌，mg	1.40
灰分，g	1.1	铜，mg	0.15
维生素 A，μg	Tr	锰，mg	0.05
维生素 E（总），mg	0.34		

监测点：四川

翘嘴鲌 Topmouth culter

翘嘴鲌属于鲤形目、鲤科、鲌属，学名为 *Culter alburnus*。日常生活中人们也常称之为翘嘴、刁子鱼、岛子鱼、白鱼，因鳍呈红色，也称翘嘴红鲌。翘嘴鲌广泛生活于我国各主要水系及附属湖泊，在长江、黄河、黑龙江、珠江等水系均可见。

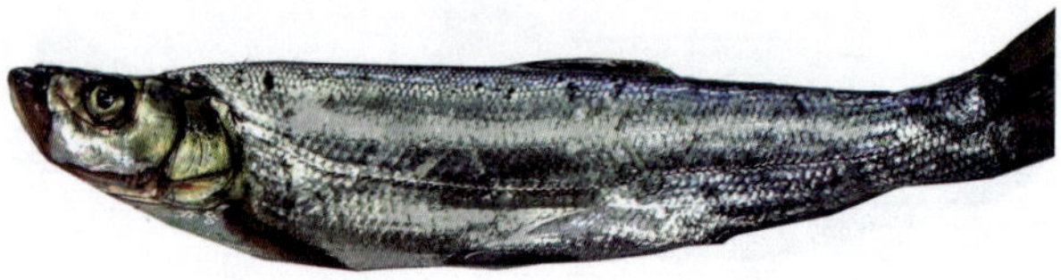

营养成分表

/100 g 可食部

项目	含量	项目	含量
食部，%	64.3	钙，mg	72
水分，g	75.1	磷，mg	158
能量，kJ	470	钠，mg	38
蛋白质，g	18.4	钾，mg	239
脂肪，g	3.3	镁，mg	23
碳水化合物，g	2.2	铁，mg	0.7
胆固醇，mg	33	锌，mg	0.80
灰分，g	1.1	铜，mg	0.01
维生素 A，μg	8	锰，mg	0.05
维生素 E（总），mg	0.51		

监测点：湖南、湖北、上海、福建、黑龙江

青 鱼 Black carp

青鱼，别名青鲩、黑鲢、乌鰡、黑鲮，属于鲤形目、鲤科、青鱼属，学名为 *Mylopharyngodon piceus*，是我国传统的淡水养殖鱼，生存于各大水系。

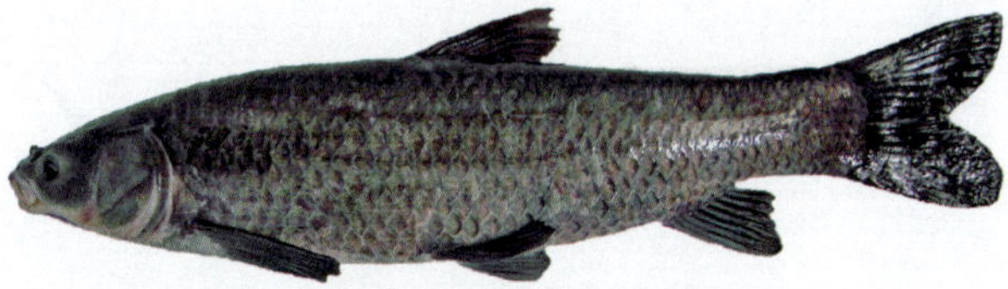

营养成分表

/100 g 可食部

项目	含量		项目	含量	
	全鱼	背肉		全鱼	背肉
食部，%	59.8	100	硫胺素，mg	0.12	0.12
水分，g	72.1	81.3	核黄素，mg	0.01	0.01
能量，kJ	522	474	钙，mg	101	9
蛋白质，g	23.4	19.6	磷，mg	193	183
脂肪，g	3.1	3.8	钠，mg	56	66
碳水化合物，g	0.5	Tr	钾，mg	365	355
胆固醇，mg	34	50	镁，mg	30	28
灰分，g	1.2	1.0	铁，mg	1.3	0.7
维生素 A，μg	23	Tr	锌，mg	1.37	0.49
维生素 E（总），mg	0.25	0.32			

监测点：安徽、广西、湖北、河南、湖南、云南、四川

秋刀鱼 Pacific saury

秋刀鱼，别名为竹刀鱼，属于颌针鱼目、竹刀鱼科、秋刀鱼属，学名为*Cololabis saira*。秋刀鱼体型修长，主要分布于西北太平洋，我国黄海、渤海均有捕获。

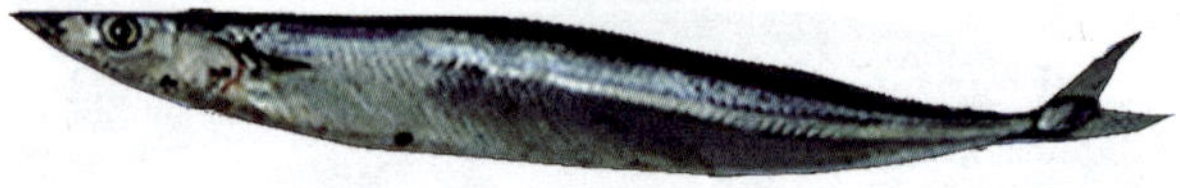

营养成分表

/100 g 可食部

项目	含量	项目	含量
食部，%	72.5	钙，mg	17
水分，g	57.0	磷，mg	226
能量，kJ	1076	钾，mg	70.5
蛋白质，g	19.3	钠，mg	260
脂肪，g	18.2	镁，mg	22
碳水化合物，g	4.4	铁，mg	3.5
胆固醇，mg	33	锌，mg	0.69
灰分，g	1.2	铜，mg	0.06
维生素 A，μg	17	锰，mg	0.11
维生素 E（总），mg	15.8		

监测点：福建、江苏

日本鲭 Chub mackerel

日本鲭或白腹鲭，是大洋洄游鱼，属于鲈形目、鲭科、鲭属，学名为*Scomber japonicus*。生活中也常被称为鲐鱼，或青占鱼、青花鱼、青辉等，我国东海、南海、黄海海域均产。

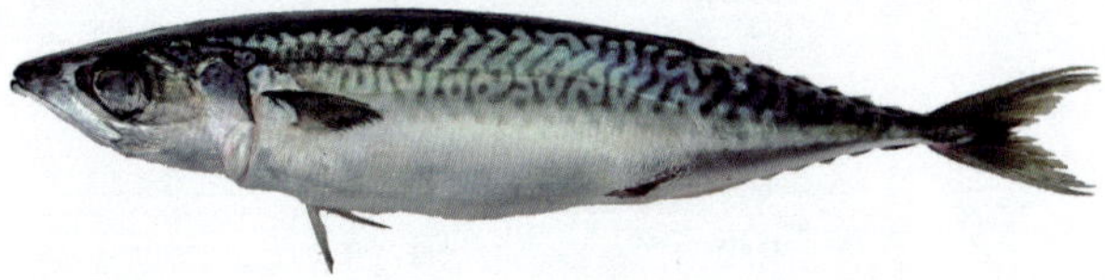

营养成分表

/100 g 可食部

项目	含量	项目	含量
食部，%	43.0	α-TE，mg	4.33
水分，g	69.1	钙，mg	12
能量，kJ	655	磷，mg	261
蛋白质，g	21.0	钠，mg	46
脂肪，g	7.6	钾，mg	313
碳水化合物，g	1.1	镁，mg	36
胆固醇，mg	61	铁，mg	1.4
灰分，g	1.6	锌，mg	0.38
维生素 A，μg	1	铜，mg	0.14
维生素 E（总），mg	4.74	锰，mg	Tr

监测点：江苏、浙江

日本魣 Barracuda

金梭鱼即魣鱼，常被称为竹梭、针梭、犬鱼、尖头西等，属于鲈形目、魣科、魣属。日本魣是市场常见的金梭鱼品种，体长35 cm左右，学名为*Sphyraena japonica*，主要分布于黄海、东海、南海。不同于鲻科的梭鱼，金梭鱼脂肪含量相对较高。

营养成分表

/100 g 可食部

项目	含量	项目	含量
食部，%	49.0	钙，mg	56
水分，g	70.7	磷，mg	40
能量，kJ	626	钠，mg	132
蛋白质，g	18.2	钾，mg	253
脂肪，g	7.5	镁，mg	35
碳水化合物，g	2.3	铁，mg	0.6
胆固醇，mg	63	锌，mg	0.95
灰分，g	1.3	铜，mg	0.04
维生素A，μg	Tr	锰，mg	0.05
维生素E（总），mg	Tr	硒，μg	57.1

监测点：广东

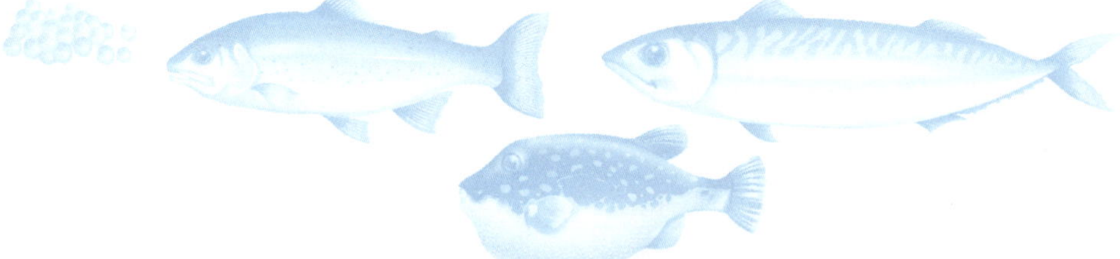

舌鳎 Tonguesole

舌鳎，属于鲽形目、舌鳎科、舌鳎属，学名为*Cynoglossus*，是一类比目鱼，别名为鳎目鱼、踏板鱼、牛舌、龙舌、扁鱼、皇帝鱼、龙利鱼等，我国沿海普遍有分布，且品种较多，因刺少肉多而被人们所喜爱。

营养成分表

/100 g 可食部

项目	含量	项目	含量
食部，%	51.4	α-TE，mg	3.24
水分，g	79.4	钙，mg	44
能量，kJ	343	磷，mg	164
蛋白质，g	18.0	钠，mg	107
脂肪，g	0.6	钾，mg	332
碳水化合物，g	0.8	镁，mg	33
胆固醇，mg	45	铁，mg	0.8
灰分，g	1.4	锌，mg	0.39
维生素 A，μg	2	铜，mg	0.03
维生素 E（总），mg	2.03	锰，mg	0.03

监测点：广东、广西、江苏、天津、浙江

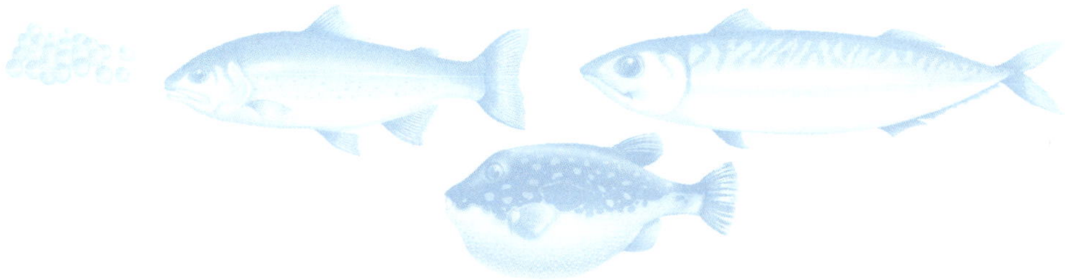

宽体舌鳎　Broad tonguesole

宽体舌鳎体长侧扁，学名为 *Cynoglossus robustus*。

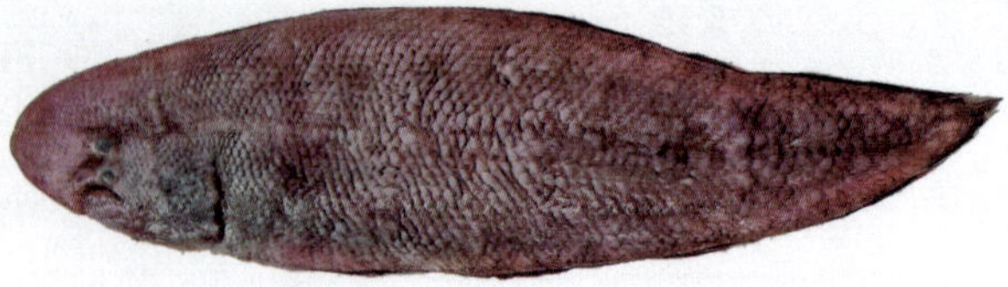

营养成分表

/100 g 可食部

项目	含量	项目	含量
食部，%	46.0	α-TE，mg	0.36
水分，g	78.9	钙，mg	90
能量，kJ	379	磷，mg	184
蛋白质，g	20.3	钠，mg	82
脂肪，g	0.9	钾，mg	198
碳水化合物，g	Tr	镁，mg	38
胆固醇，mg	58	铁，mg	0.4
灰分，g	1.1	锌，mg	0.12
维生素 A，μg	Tr	铜，mg	0.08
维生素 E（总），mg	0.36	锰，mg	0.06

监测点：浙江

蛇 鮈 Chinese lizard gudgeon

蛇鮈为栖息于江河、湖泊中下层的小型鱼类，又名船钉子、白杨鱼、打船钉、棺材钉、沙锥，属于鲤形目、鲤科、蛇鮈属，学名为 *Saurogobio dabryi*。蛇鮈分布极广，从黑龙江向南直至珠江各水系均产。

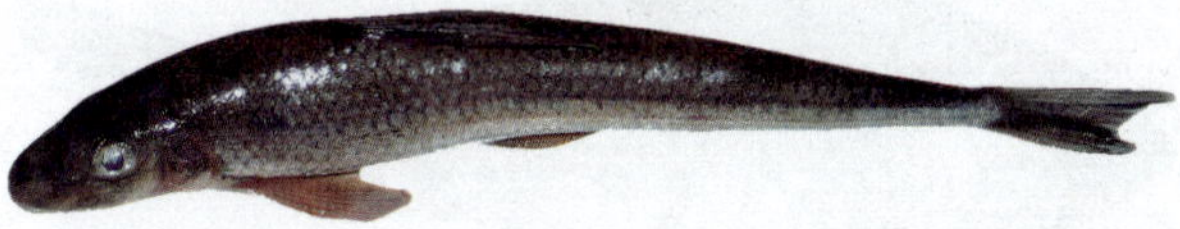

营养成分表

/100 g 可食部

项目	含量	项目	含量
食部，%	100*	灰分，g	3.7
水分，g	72.3	磷，mg	101
能量，kJ	502	钠，mg	63
蛋白质，g	18.7	钾，mg	275
脂肪，g	4.7	镁，mg	41
碳水化合物，g	0.6	锌，mg	3.10
胆固醇，mg	105	锰，mg	8.00

* 为鱼肉的食部

监测点：黑龙江

鲥 Hilsa herring

鲥，又名中华鲥鱼、生鳓、锡箔鱼、三来，属于鲱形目、鲱科、鲥属，学名为 *Tenualosa reevesii*。鲥鱼主要分布于我国渤海，产卵期溯河而上，在南方如福建、江西、海南、浙江、广东等地的江河中可见，江苏金山、浙江桐庐等处所产者较为有名。野生鲥是国家一级重点保护动物。

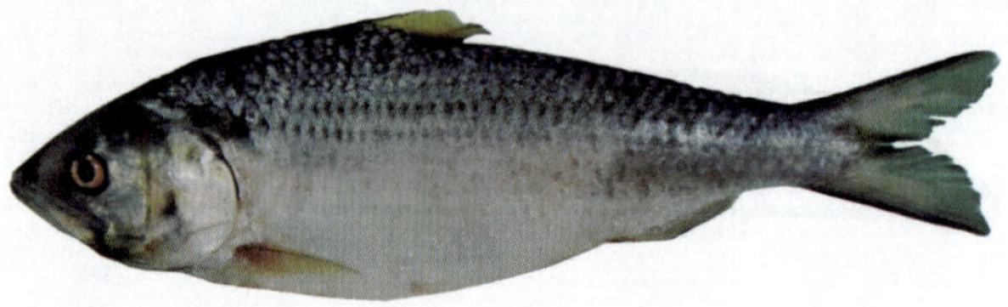

营养成分表

/100 g 可食部

项目	含量	项目	含量
食部，%	48.0	钙，mg	18
水分，g	65.6	磷，mg	275
能量，kJ	787	钠，mg	114
蛋白质，g	20.8	钾，mg	313
脂肪，g	11.3	镁，mg	28
碳水化合物，g	0.9	铁，mg	14.0
胆固醇，mg	62	锌，mg	0.81
灰分，g	1.4	铜，mg	Tr
维生素 A，μg	10	锰，mg	Tr
维生素 E（总），mg	0.86		

监测点：上海

石斑鱼 Grouper

石斑鱼是鲈形目、鮨科、石斑鱼属的鱼类，主要分布于印度 - 西太平洋，我国东海南部、南海海域均有养殖。市场上的石斑鱼品种很多。

玛拉巴石斑鱼 Malabar grouper

玛拉巴石斑鱼，又名厉麻、虎麻，学名为 *Epinephelus malabaricus*，主要产于西太平洋热带海域，我国南海多见。

营养成分表

/100 g 可食部

项目	含量	项目	含量
食部，%	43.5	核黄素，mg	0.16
水分，g	75.8	钙，mg	52
能量，kJ	490	磷，mg	203
蛋白质，g	18.4	钠，mg	67
脂肪，g	4.3	钾，mg	343
碳水化合物，g	1.1	镁，mg	35
胆固醇，mg	48	铁，mg	0.6
灰分，g	1.3	锌，mg	0.81
维生素 A，μg	22	铜，mg	0.02
维生素 E（总），mg	1.08	锰，mg	0.03
α-TE，mg	1.05	碘，μg	20.9
硫胺素，mg	0.01		

监测点：深圳、天津

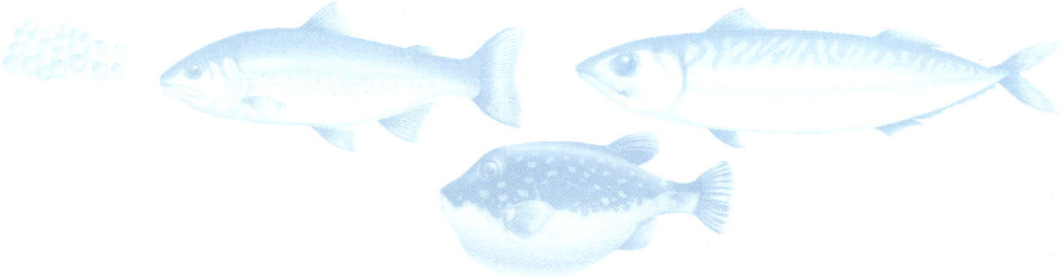

棕点石斑鱼　Tiger grouper

棕点石斑鱼通常称为老虎斑、褐点石斑鱼、过鱼，学名为 *Epinephelus fuscoguttatus*，我国沿海均有养殖。

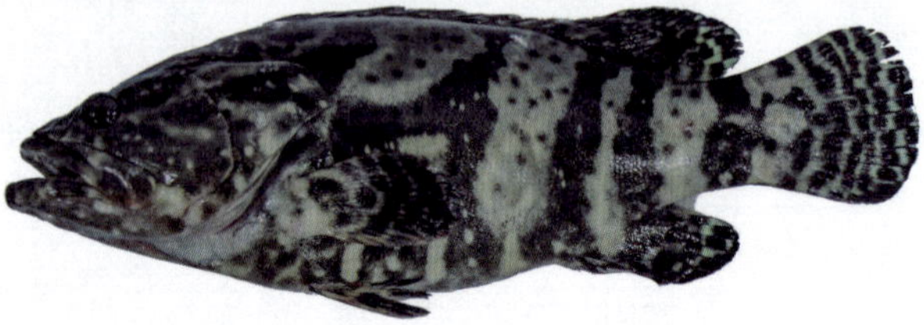

营养成分表

/100 g 可食部

项目	含量	项目	含量
食部，%	54.0	钙，mg	42
水分，g	71.1	磷，mg	258
能量，kJ	548	钠，mg	119
蛋白质，g	20.1	钾，mg	347
脂肪，g	5.7	镁，mg	27
碳水化合物，g	2.8	铁，mg	10.8
胆固醇，mg	70	锌，mg	0.84
灰分，g	1.4	铜，mg	Tr
维生素 A，μg	5	锰，mg	0.03
维生素 E（总），mg	0.62		

监测点：上海、广东

似鲇高原鳅 Giant stone loach

似鲇高原鳅因外形似虎皮，又称老虎鱼，属于鲤形目、条鳅科、高原鳅属，学名为 *Triplophysa siluroides*，主要分布于甘肃、青海等地黄河上游的干支流，目前四川阿坝地区已经将其作为重要养殖的经济鱼。

营养成分表

/100 g 可食部

项目	含量	项目	含量
食部，%	70.0	钙，mg	77
水分，g	65.6	磷，mg	199
能量，kJ	614	钠，mg	85
蛋白质，g	30.4	钾，mg	369
脂肪，g	2.5	镁，mg	29
碳水化合物，g	0.3	铁，mg	1.2
胆固醇，mg	90	锌，mg	1.24
灰分，g	1.2	铜，mg	0.13
维生素 A，μg	Tr	锰，mg	0.05
维生素 E（总），mg	Tr		

监测点：四川

弹涂鱼 Mudskipper

弹涂鱼，又称跳跳鱼、泥猴、花跳，属于鲈形目、虾虎鱼科、弹涂鱼属，学名为 *Periophthalmus modestus*，分布于热带及亚热带近海岸浅水区，我国近海沿岸滩涂常见，在浙江舟山有育种保留。

营养成分表

/100 g 可食部

项目	含量	项目	含量
食部，%	45.0	α-TE，mg	0.23
水分，g	79.6	钙，mg	202
能量，kJ	360	磷，mg	266
蛋白质，g	19.9	钠，mg	75
脂肪，g	0.6	钾，mg	297
碳水化合物，g	Tr	镁，mg	36
胆固醇，mg	44	铁，mg	2.2
灰分，g	1.8	锌，mg	0.93
维生素 A，μg	Tr	铜，mg	0.12
维生素 E（总），mg	0.26	锰，mg	0.21

监测点：浙江

唐　鱼 Minnow

唐鱼，又称广东细鲫、金丝鱼，主要产于珠江三角洲一带的山涧小溪，属于鲤形目、鲤科、唐鱼属，学名为 *Tanichthys albonubes*。由于广东白云山是唐鱼的主要产地，因此也称之为白云山鱼、白云山金丝鱼（white cloud mountain minnow）。野生唐鱼是国家二级重点保护动物。

营养成分表

/100 g 可食部

项目	含量	项目	含量
食部，%	74.0	钙，mg	92
水分，g	50.9	磷，mg	170
能量，kJ	1077	钠，mg	128
蛋白质，g	33.8	钾，mg	370
脂肪，g	13.4	镁，mg	19
碳水化合物，g	0.4	铁，mg	1.0
胆固醇，mg	40	锌，mg	1.72
灰分，g	1.5	铜，mg	0.27
维生素 A，μg	Tr	锰，mg	0.08
维生素 E（总），mg	Tr		

监测点：广东

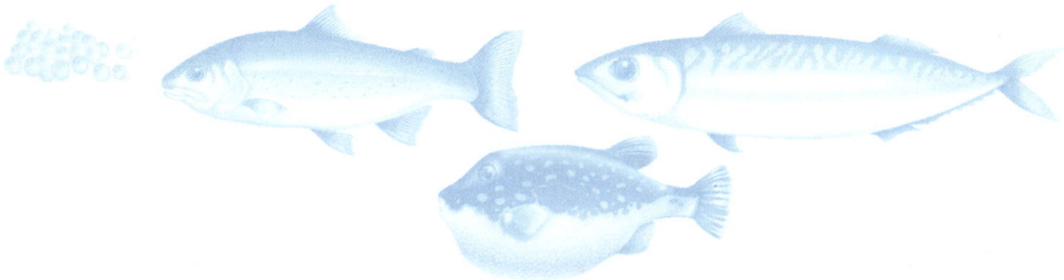

团头鲂 Bluntsnout bream

鲂是鲤形目、鲤科、鲂属的鱼，生活中人们会将鳊和鲂统称为鳊鱼，在一些古籍书典中也有“鳊，及鲂”的说法。团头鲂，即人们所熟知的武昌鱼（Wuchang bream），是典型的鲂，也称为草鳊，学名为*Megalobrama amblycephala*，原多产于湖北等长江中下游湖泊，现已广泛养殖。

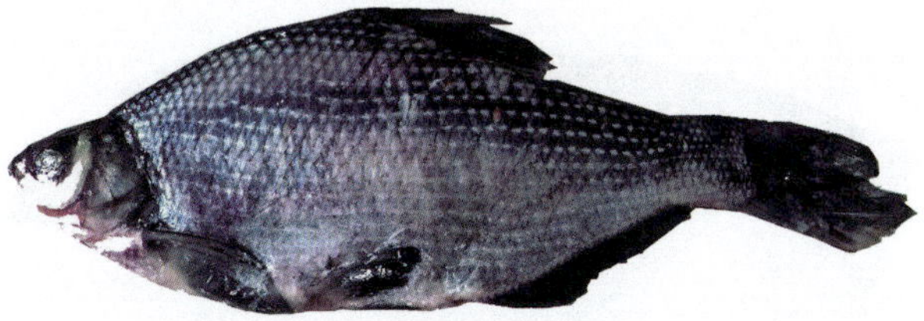

营养成分表

以每 100 g 可食部计

项目	含量	项目	含量
食部，%	68.5	核黄素，mg	0.02
水分，g	73.5	钙，mg	103
能量，kJ	513	磷，mg	198
蛋白质，g	19.7	钠，mg	67
脂肪，g	4.2	钾，mg	269
碳水化合物，g	1.2	镁，mg	29
胆固醇，mg	33	铁，mg	1.0
灰分，g	1.5	锌，mg	0.88
维生素 A，μg	17	铜，mg	0.16
维生素 E（总），mg	0.26	锰，mg	0.07
硫胺素，mg	Tr		

监测点：湖北、云南、陕西、四川、辽宁、河南、湖南、河北、新疆

乌 鳢 Snakehead

乌鳢，又称乌鱼、黑鱼、才鱼、财鱼、斑鳢，属于鲈形目、鳢科、鳢属，学名为 *Channa argus*。乌鳢在我国分布非常广泛，除西部高原外各地均有养殖，尤其是长江三角洲的河流、湖泊内。

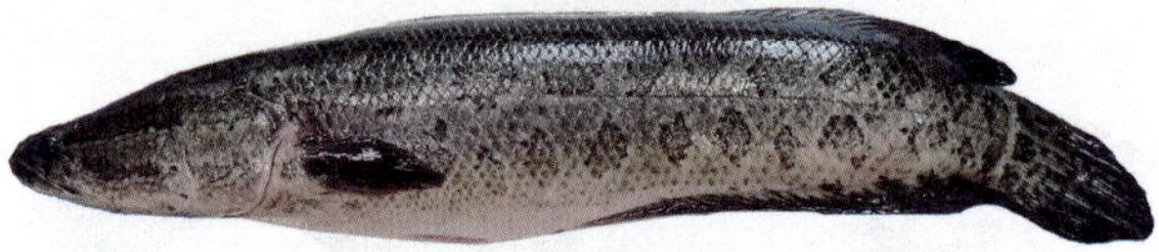

营养成分表

/100 g 可食部

项目	含量	项目	含量
食部，%	58.7	钙，mg	66
水分，g	73.8	磷，mg	232
能量，kJ	492	钠，mg	62
蛋白质，g	19.9	钾，mg	308
脂肪，g	2.3	镁，mg	30
碳水化合物，g	1.9	铁，mg	0.9
胆固醇，mg	57	锌，mg	1.06
灰分，g	1.3	铜，mg	0.07
维生素 A，μg	12	锰，mg	0.08
维生素 E（总），mg	1.1	硒，μg	20.4

监测点：福建、湖北、河南、湖南、辽宁、黑龙江、北京、安徽、新疆、山西、江苏、陕西

乌苏拟鲿 Ussuri catfish

乌苏拟鲿又称为乌苏里鮠，属于鲶形目、鲿科、拟鲿属，学名为 *Pseudobagrus ussuriensis*。乌苏拟鲿体型较长，头部较宽，日常也称为牛尾巴、黄昂子、回鳇鱼等，广泛分布于黑龙江、鸭绿江、乌苏里江、辽河、海河等东北水域，在卫河、洛河、长江也有分布。

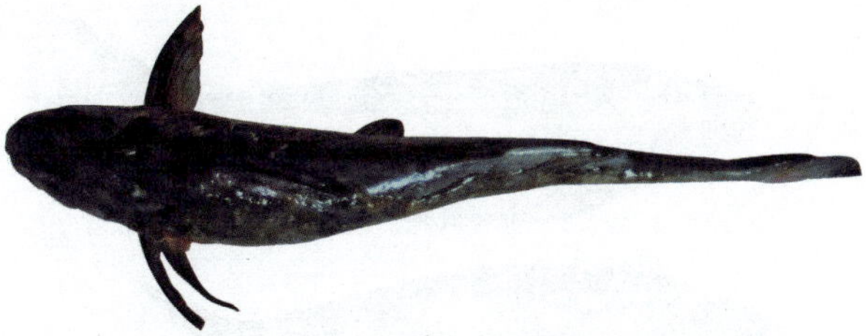

营养成分表

/100 g 可食部

项目	含量	项目	含量
食部，%	100*	磷，mg	249
水分，g	69.4	钠，mg	109
能量，kJ	717	钾，mg	225
蛋白质，g	15.2	镁，mg	68
脂肪，g	12.4	铁，mg	Tr
碳水化合物，g	Tr	锌，mg	0.96
胆固醇，mg	109	铜，mg	Tr
灰分，g	3.0	锰，mg	9.00
钙，mg	425		

* 为鱼肉的食部

监测点：黑龙江

小沙丁鱼 Short-bodied sardine

小沙丁鱼属于鲱形目、鲱科、小沙丁鱼属（*Sardinella*）。我国东南沿海小沙丁鱼的品种较多，如高体小沙丁、黑小沙丁、黄小沙丁、白腹小沙丁、信德小沙丁等，生活中也被称为青鳞仔、扁鰛仔、扁仔、中国小沙丁等。小沙丁鱼体型较小，每条 50 ~ 100 g。

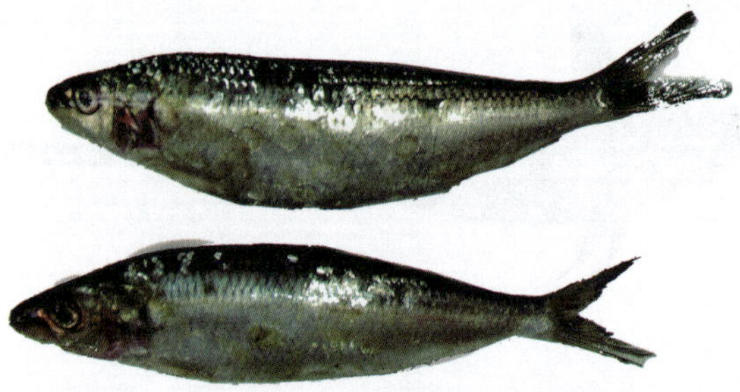

营养成分表

/100 g 可食部

项目	含量	项目	含量
食部，%	41.0	钙，mg	70
水分，g	63.9	磷，mg	28
能量，kJ	862	钠，mg	131
蛋白质，g	19.2	钾，mg	265
脂肪，g	13.5	镁，mg	30
碳水化合物，g	2.1	铁，mg	1.4
胆固醇，mg	46	锌，mg	1.17
灰分，g	1.3	铜，mg	0.10
维生素 A，μg	36	锰，mg	0.08
维生素 E（总），mg	Tr	硒，μg	65.9

监测点：广东

小鲨鱼 Spiny dogfish

鲨鱼，传统上也称为鲛、鲛鲨、沙鱼，是软骨鱼。我国海域内的鲨鱼品种很多，可食用的经济鱼以真鲨目、角鲨目为主。由于鲨鱼适合生存于温度较高的热带、亚热带海洋，因此在东海、南海会有更多发现。本次监测的为来自浙江、广西市场上体长约 60 cm 的小鲨鱼，种属不详。

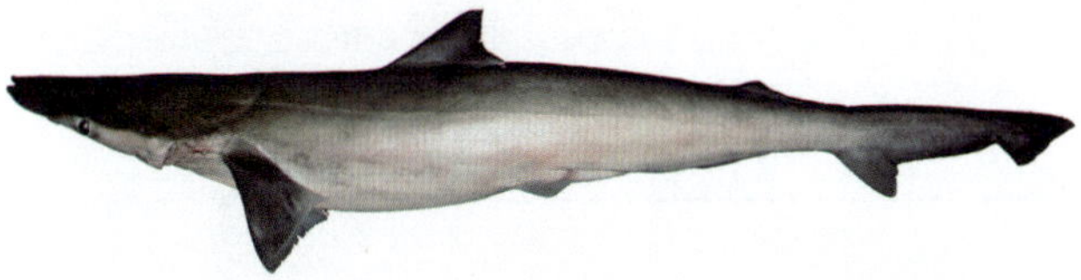

营养成分表

/100 g 可食部

项目	含量	项目	含量
食部，%	53.5	钙，mg	99
水分，g	74.6	磷，mg	259
能量，kJ	461	钠，mg	202
蛋白质，g	25.9	钾，mg	399
脂肪，g	0.6	镁，mg	34
碳水化合物，g	Tr	铁，mg	1.7
胆固醇，mg	64	锌，mg	0.37
灰分，g	1.9	铜，mg	0.06
维生素 A，μg	5	锰，mg	0.06
维生素 E（总），mg	0.29		

监测点：浙江、广西

细鳞鲴 Yellow tail fish

细鳞鲴或细鳞斜颌鲴，生活中常称为板黄鱼、沙姑子、黄片，属于鲤形目、鲤科、鲴属，学名为 *Xenocypris microlepis*。广泛分布于我国江河湖泊，如黑龙江、长江、珠江及东南各溪流，华北地区也有移入养殖。

营养成分表

/100 g 可食部

项目	含量	项目	含量
食部，%	100*	钙，mg	552
水分，g	74.3	磷，mg	155
能量，kJ	467	钠，mg	34
蛋白质，g	20.2	钾，mg	277
脂肪，g	3.3	镁，mg	30
碳水化合物，g	0.1	铁，mg	1.7
胆固醇，mg	39	锌，mg	1.22
灰分，g	2.1	铜，mg	1.40

* 为鱼肉的食部

监测点：黑龙江

细鳞鲑 Lenok

细鳞鲑为冷水性鱼类，又称细鳞鱼、五色鱼、山细鳞鱼、江细鳞鱼、花鱼等，属于鲑形目、鲑科、细鳞鲑属，学名为 *Brachymystax lenok*。细鳞鲑是黑龙江流域一种重要的经济鱼，嫩江、图们江、鸭绿江等水域多有养殖。

营养成分表 *

/100 g 可食部

项目	含量	项目	含量
食部，%	100*	钙，mg	Tr
水分，g	78.2	磷，mg	18
能量，kJ	368	钠，mg	44
蛋白质，g	17.1	钾，mg	315
脂肪，g	0.8	镁，mg	23
碳水化合物，g	2.8	铁，mg	Tr
胆固醇，mg	34	锌，mg	0.72
灰分，g	1.1		

* 为鱼肉的食部

监测点：黑龙江

鳕 鱼 Cod

鳕鱼是沿海地区居民常食用的鱼，为典型的瘦鱼。由于其体型较大，市场上常接触到的是鳕鱼切片，并会涂抹一些盐分。大头鳕是我国黄海、渤海、东海海域常见的经济品种，又称为太平洋鳕（Pacific cod），属于鳕形目、鳕科、鳕属，学名为 *Gadus macrocephalus* ，别名有大头青、大头鱼、大口鱼、大头腥等。

营养成分表

/100 g 可食部

项目	含量		项目	含量	
	全鱼	切片		全鱼	切片
食部，%	45.0	85.0	钙，mg	3	18
水分，g	76.0	78.8	磷，mg	445	88
能量，kJ	386	351	钠，mg	24	226
蛋白质，g	18.6	18.2	钾，mg	520	104
脂肪，g	0.5	0.4	镁，mg	49	19
碳水化合物，g	3.0	1.6	铁，mg	1.2	0.1
胆固醇，mg	4	–	锌，mg	1.50	0.12
灰分，g	1.9	1.0	铜，mg	Tr	Tr
维生素 A，μg	9	21	锰，mg	Tr	0.03
维生素 E（总），mg	1.06	0.30	硒，μg	21.4	–
α-TE，mg	1.06	0.20			

监测点：河南、天津

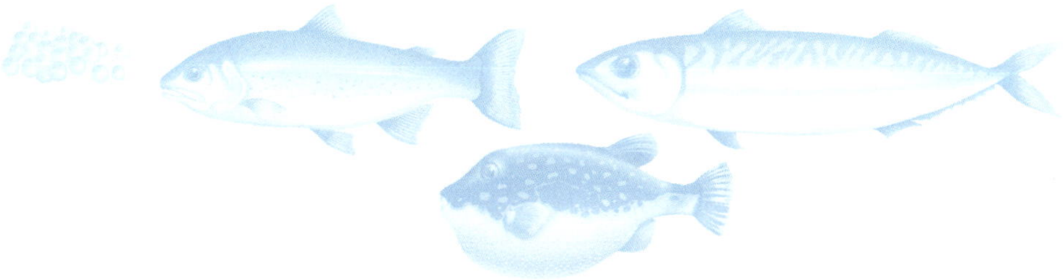

鲟鱼 Sturgeon

鲟鱼属于鲟形目、鲟科、鲟属（*Acipenser*），我国的鲟鱼品种很多，分布于不同的水域。比如黑龙江以施氏鲟为主；中华鲟因需溯河洄游，主要生活在东海、南海、黄海的大陆架地带及长江、闽江、珠江等流域；另外在东北、西北等偏冷的河流水域也有养殖的俄罗斯鲟、西伯利亚鲟，并出现了杂交品种。鲟鱼的脂肪含量差异较大，0.4 ~ 9.3 g/100 g 不等。野生中华鲟、施氏鲟分别为国家一级和二级重点保护动物。

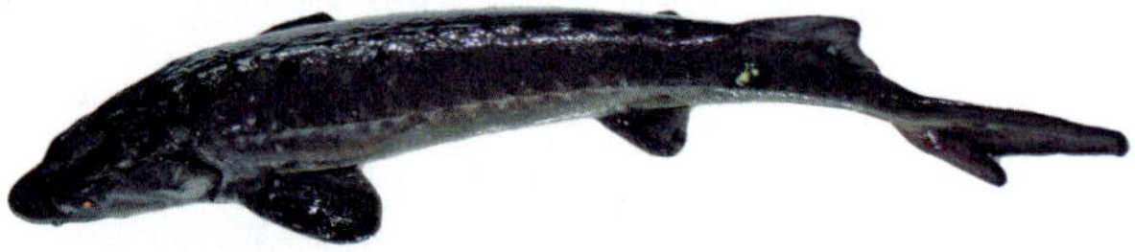

营养成分表

/100 g 可食部

项目	含量	项目	含量
食部，%	57.2	核黄素，mg	0.11
水分，g	75.7	钙，mg	36
能量，kJ	497	磷，mg	199
蛋白质，g	17.9	钠，mg	82
脂肪，g	4.8	钾，mg	284
碳水化合物，g	1.0	镁，mg	23
胆固醇，mg	66	铁，mg	0.6
灰分，g	1.1	锌，mg	0.58
维生素 A，μg	6	铜，mg	0.11
维生素 E（总），mg	0.68	锰，mg	0.03
硫胺素，mg	0.12		

监测点：云南、陕西、黑龙江、湖北、四川、安徽

雅罗鱼　Dace

雅罗鱼属于鲤形目、鲤科、雅罗鱼属，是我国北方冷温带平原地区所产的经济鱼类，我国新疆、黑龙江、内蒙古等地区的水系中有一些独特的品种。

贝加尔雅罗鱼　Kirgize dace

贝加尔雅罗鱼又称为小白鱼、小白条、小白鲦，属于鲤形目、鲤科、雅罗鱼属，学名为 *Leuciscus baicalensis*，主要产于我国新疆的额尔齐斯河和乌伦古河水系。

营养成分表

/100 g 可食部

项目	含量	项目	含量
食部，%	67.0	钙，mg	134
水分，g	72.0	磷，mg	215
能量，kJ	597	钠，mg	41
蛋白质，g	18.1	钾，mg	153
脂肪，g	7.2	镁，mg	33
碳水化合物，g	1.4	铁，mg	0.8
胆固醇，mg	25	锌，mg	1.31
灰分，g	1.4	铜，mg	0.15
维生素 A，μg	2	锰，mg	0.06
维生素 E（总），mg	0.73		

监测点：陕西、云南

瓦氏雅罗鱼　Amur ide

瓦氏雅罗鱼又称为华子鱼、滑鱼、白鱼、阳浮子、浮子鱼，学名为 *Leuciscus baicalensis*，广泛分布于北方地区，在东北和黄河中游地区都是重要的经济鱼。

营养成分表

/100 g 可食部

项目	含量	项目	含量
食部，%	100*	灰分，g	1.1
水分，g	77.1	钙，mg	8
能量，kJ	379	钠，mg	36
蛋白质，g	19.6	钾，mg	186
脂肪，g	0.4	镁，mg	27
碳水化合物，g	1.8	锌，mg	0.44
胆固醇，mg	43		

* 为鱼肉的食部

监测点：黑龙江

胭脂鱼 Chinese sucker

胭脂鱼为大型淡水鱼，属于鲤形目、胭脂鱼科、胭脂鱼属，学名为*Myxocyprinus asiaticus*。胭脂鱼是我国特有的淡水鱼种，主要生长于长江、闽江流域，现已有养殖。野生胭脂鱼为国家二级重点保护动物。

营养成分表

/100 g 可食部

项目	含量	项目	含量
食部，%	71.0	钙，mg	139
水分，g	58.3	磷，mg	166
能量，kJ	687	钠，mg	83
蛋白质，g	38.8	钾，mg	547
脂肪，g	0.6	镁，mg	32
碳水化合物，g	0.6	铁，mg	0.4
胆固醇，mg	70	锌，mg	1.38
灰分，g	2.0	铜，mg	0.09
维生素 A，μg	Tr	锰，mg	0.04
维生素 E（总），mg	0.38		

监测点：四川

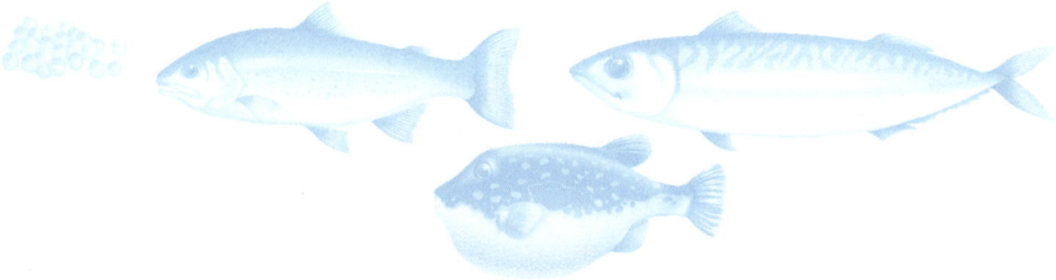

银 鲳 Silver pomfret

银鲳，又称白鲳、正鲳，属于鲈形目、鲳科、鲳属，学名为*Pampus argenteus*，市场中常见的镜鱼或平鱼是银鲳的典型品种。银鲳主要分布于西太平洋，我国沿海地区均产。

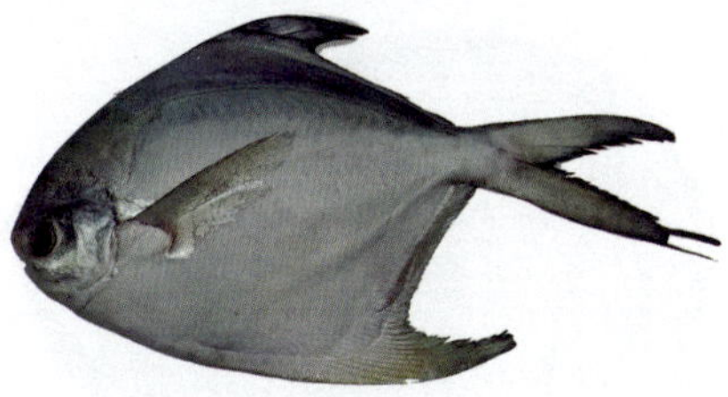

注：图中鱼长约 20 cm，体重为 270 g

营养成分表

/100 g 食部

项目	含量	项目	含量
食部，%	60.9	硫胺素，mg	0.01
水分，g	72.7	核黄素，mg	0.10
能量，kJ	557	钙，mg	31
蛋白质，g	19.0	磷，mg	194
脂肪，g	5.1	钠，mg	190.4
碳水化合物，g	2.6	钾，mg	251
胆固醇，mg	54	镁，mg	30
灰分，g	1.4	铁，mg	0.6
维生素 A，μg	17	锌，mg	0.54
维生素 E（总），mg	3.33	铜，mg	0.03
α-TE，mg	3.62	锰，mg	0.03

监测点：广东、广西、江苏、深圳、天津、浙江、上海

银　鳕　Sablefish

银鳕的学名为裸盖鱼，属于鲉形目、裸盖鱼科、裸盖鱼属，学名为 *Anoplopoma fimbria*。裸盖鱼原产于北大西洋寒冷海域，在北太平洋海域也有发现。银鳕与鳕鱼的名称和外形都比较相似，生活中经常互相混淆，相比于鳕鱼，银鳕的脂肪含量较高，属于多脂鱼。

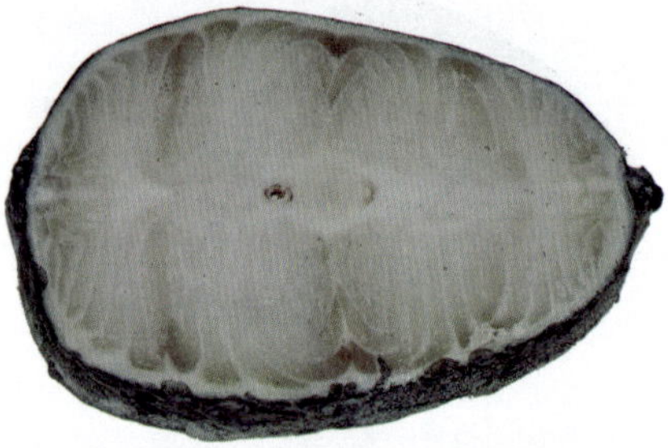

注：图中鱼的横切块长约 15 cm，厚约 2 cm，重约 270 g

营养成分表

/100 g 可食部

项目	含量	项目	含量
食部，%	85.0	钙，mg	13
水分，g	62.0	磷，mg	175
能量，kJ	1004	钠，mg	71
蛋白质，g	13.8	钾，mg	288
脂肪，g	18.8	镁，mg	23
碳水化合物，g	4.5	铁，mg	0.2
胆固醇，mg	29	锌，mg	0.39
灰分，g	1.1	铜，mg	0.01
维生素 A，μg	Tr	锰，mg	0.01
维生素 E（总），mg	0.65	硒，μg	67.1

监测点：江苏、广东、安徽

银 鱼 Icefish

银鱼因其外形细嫩透明，色泽如银而得名。来自胡瓜鱼目、银鱼科的鱼都可被称为银鱼，包括银鱼属、间银鱼属、新银鱼属的很多品种。根据生存的主要水域可以分为淡水银鱼、海水银鱼，还有一些生存于近海河口，可短距离洄游到河口产卵的洄游鱼。短吻间银鱼和太湖新银鱼是我国较常见的品种，又称面杖鱼、面条鱼等。

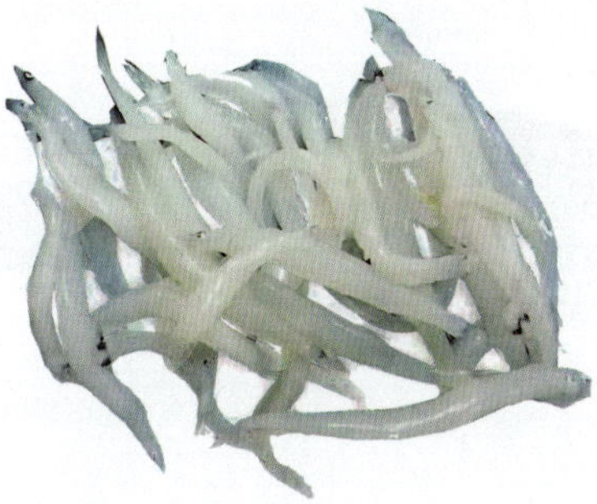

营养成分表

/100 g 可食部

项目	含量		项目	含量	
	银鱼（淡水）	银鱼干		银鱼（淡水）	银鱼干
食部，%	100.0	100.0	硫胺素，mg	Tr	0.09
水分，g	89.8	22.9	核黄素，mg	0.02	0.19
能量，kJ	210	1312	钙，mg	100	1195
蛋白质，g	10.5	46.6	磷，mg	149	1412
脂肪，g	0.8	9.0	钠，mg	35	1945
碳水化合物，g	0.1	11.0	钾，mg	51	312
胆固醇，mg	67	338	镁，mg	22	141
灰分，g	0.7	10.5	铁，mg	1.3	11.3
维生素 A，μg	Tr	Tr	锌，mg	1.07	7.05
维生素 E（总），mg	0.31	1.00	铜，mg	0.08	2.63
α-TE，mg	0.23	0.46	锰，mg	0.31	1.05

监测点：云南、安徽、江苏、辽宁、海南

鳙 Big-head carp

生活中人们常提到的胖头鱼，其学名是鳙，也称为花鲢，属于鲤形目、鲤科、鳙属，学名为 *Aristichthys nobilis*，是我国原产的温水性鱼，分布极广。鳙鱼由于鱼头肥厚，常为餐桌上的佳肴，由于头盖骨、鱼刺比例相对较高，使得其矿物质含量——尤其是钙含量相对较高，当然检测过程中骨肉分离不清的情况也常有发生。

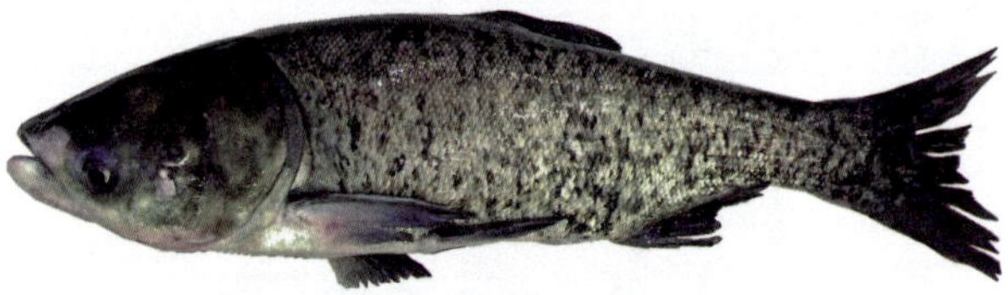

营养成分表

/100 g 可食部

项目	含量			项目	含量		
	全鱼	鱼头	背肉		全鱼	鱼头	背肉
食部，%	49.4	62.0	100.0	硫胺素，mg	0.02	—	Tr
水分，g	77.8	75.7	80.6	核黄素，mg	0.04	—	0.02
能量，kJ	428	395	353	钙，mg	115	2189	10
蛋白质，g	17.2	12.4	17.1	磷，mg	179	870	196
脂肪，g	3.3	3.1	1.7	钠，mg	67	155	53
碳水化合物，g	0.8	4.1	Tr	钾，mg	284	148	333
胆固醇，mg	60	64	64	镁，mg	30	41	27
灰分，g	1.2	4.7	1.2	铁，mg	1.1	1.3	0.6
维生素 A，μg	38	48	Tr	锌，mg	0.81	1.13	0.64
维生素 E（总），mg	0.98	1.90	0.86	铜，mg	0.13	0.06	0.02
α-TE，mg	1.16	—	0.81	锰，mg	0.05	0.75	0.02

监测点：广西、湖北、河南、天津、云南、新疆、山西、四川、湖南、安徽

哲罗鲑 Taimen

哲罗鲑或哲罗鱼，属于鲑形目、鲑科、哲罗鲑属，学名为 *Hucho taimen*。主要产于黑龙江中上游，在嫩江、乌苏里江、松花江、牡丹江等水域也有生长。野生哲罗鲑是国家二级重点保护动物。

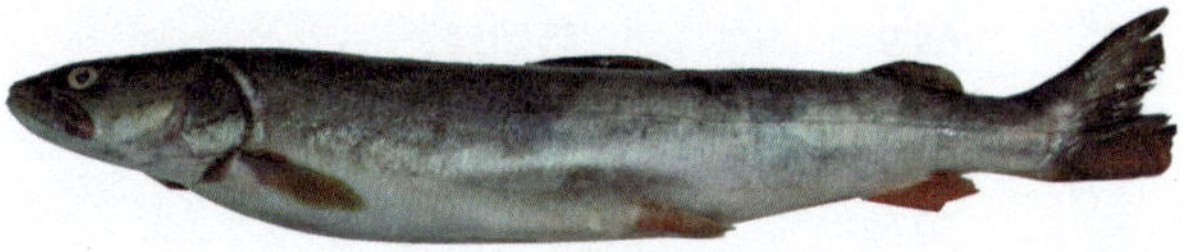

营养成分表

/100 g 可食部

项目	含量	项目	含量
食部，%	100*	胆固醇，mg	49
水分，g	78.3	灰分，g	1.2
能量，kJ	359	钠，mg	50
蛋白质，g	15.1	钾，mg	232
脂肪，g	0.5	镁，mg	26
碳水化合物，g	4.9	锌，mg	0.64

* 为鱼肉的食部

监测点：黑龙江

紫青低纹鮨 Indigo hamlet

紫青低纹鮨是栖息于大西洋热带海域的鱼，目前我国福建已有进口，因身上有蓝绿色条纹分布，通常被称为青斑鱼，属于鲈形目、鮨科、低纹鮨属，学名为 *Hypoplectrus indigo*。

营养成分表

/100 g 可食部

项目	含量	项目	含量
食部，%	61.0	碳水化合物，g	0.8
水分，g	68.9	胆固醇，mg	47
能量，kJ	629	灰分，g	2.6
蛋白质，g	20.5	维生素 A，μg	58
脂肪，g	7.2	维生素 E（总），mg	0.62

监测点：福建

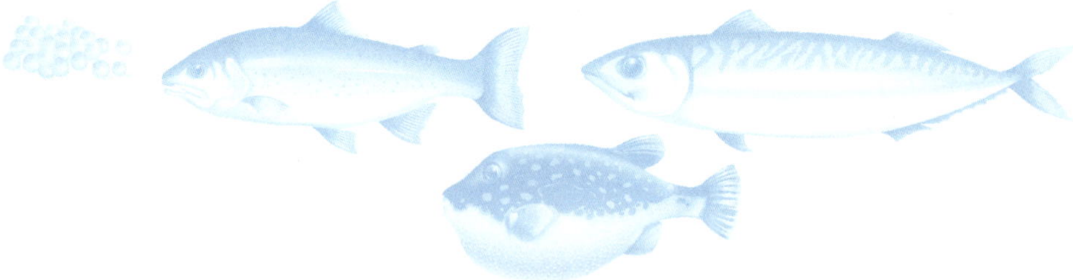

鲻　Flathead mullet

人们常说的乌头鱼，中文名为鲻，也称为乌鱼、乌鲻、白眼梭鱼、奇目仔、信鱼，北方称为红眼鱼、肉棍子、棱梭、犬鱼、尖头西等，属于鲻形目、鲻科、鲻属，学名为 *Mugil cephalus*。乌头鱼在我国沿海的咸淡水交汇处均有分布，南方居多，深圳福永乌头鱼较为有名。

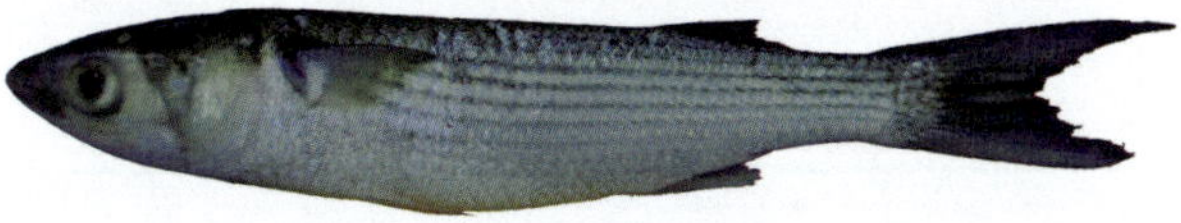

营养成分表

/100 g 可食部

项目	含量	项目	含量
食部，%	50.0	核黄素，mg	0.11
水分，g	74.7	钙，mg	14
能量，kJ	540	磷，mg	184
蛋白质，g	16.5	钠，mg	54
脂肪，g	6.5	钾，mg	398
碳水化合物，g	1.1	镁，mg	29
灰分，g	1.1	铁，mg	0.8
维生素 A，μg	2	锌，mg	0.39
维生素 E（总），mg	0.43	铜，mg	0.03
α-TE，mg	0.27	锰，mg	0.02
硫胺素，mg	Tr		

监测点：上海、深圳

中国鲳 Chinese pomfret

中国鲳体型较大，肉质肥厚，市场上多称为斗鲳，也称白鲳、正白鲳、鹰鲳，是人们口中的真鲳鱼。中国鲳属于鲈形目、鲳科、鲳属，学名为 *Pampus chinensis*，主要分布于我国南海、东海南部，多产于福建、广西，已有所养殖，是我国的经济鱼。

营养成分表

/100 g 可食部

项目	含量	项目	含量
食部，%	62.0	碳水化合物，g	2.3
水分，g	71.8	胆固醇，mg	25
能量，kJ	627	灰分，g	1.1
蛋白质，g	16.5	维生素 A，μg	29
脂肪，g	8.3	维生素 E（总），mg	0.59

监测点：福建

中华倒刺鲃 Qingbo carp

中华倒刺鲃，又称青波、乌鳞、青板、中华仕，属于鲤形目、鲤科、倒刺鲃属，学名为 *Spinibarbus sinensis*，主要分布于我国长江上游及其支流。

营养成分表

/100 g 可食部

项目	含量	项目	含量
食部，%	68.0	钙，mg	66
水分，g	59.9	磷，mg	176
能量，kJ	704	钠，mg	42
蛋白质，g	36.2	钾，mg	422
脂肪，g	2.3	镁，mg	18
碳水化合物，g	0.2	铁，mg	0.2
胆固醇，mg	69	锌，mg	0.90
灰分，g	1.4	铜，mg	0.09
维生素 A，μg	Tr	锰，mg	0.01
维生素 E（总），mg	Tr		

监测点：四川

甲 壳 类
Crustacean

甲壳类节肢动物主要包括虾、蟹等，根据其生存的水域分为淡水虾蟹或海水虾蟹，不同品种在形态、尺寸、色泽、甲壳厚度、肉质鲜美程度等方面有所不同。由于虾、蟹均为十足目，因此仅根据科属简单地划分。

虾类：包括长臂虾、对虾、龙虾、螯虾等。

蟹类：包括弓蟹、梭子蟹。

另外，象口虾蛄是属于其他目的节肢动物，因数量较少且与虾有相似之处，本书暂归在虾类。

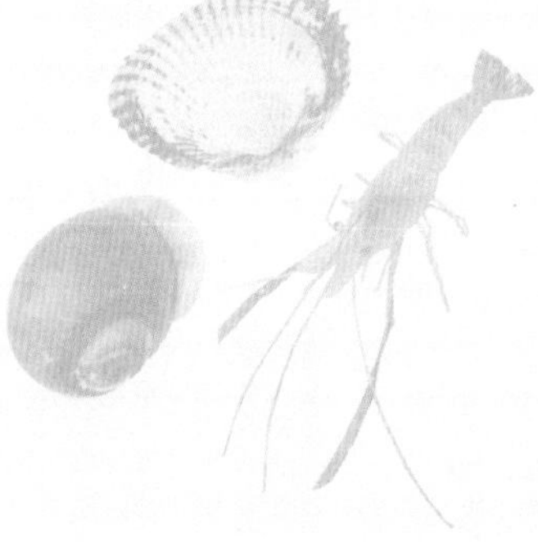

虾类
Shrimps

白虾 White prawn

白虾是十足目、长臂虾科、白虾属的统称，品种很多，如脊尾白虾、秀丽白虾。

脊尾白虾 Ridgepail prawn

浙江养殖的白虾品种很多，其中脊尾白虾是仅生存于我国沿海浅水水域的海水虾，在咸淡水中生长最快，以黄海、渤海居多，常被称为白虾、海白虾、迎春虾，属于十足目、长臂虾科、白虾属，学名为 *Exopalaemon carinicauda*。

营养成分表

/100 g 可食部

项目	含量	项目	含量
食部，%	45.0	α-TE，mg	1.52
水分，g	78.6	钙，mg	96
能量，kJ	380	磷，mg	222
蛋白质，g	19.5	钠，mg	150
脂肪，g	1.3	钾，mg	217
碳水化合物，g	Tr	镁，mg	46
胆固醇，mg	181	铁，mg	1.3
灰分，g	1.4	锌，mg	1.02
维生素 A，μg	Tr	铜，mg	0.75
维生素 E（总），mg	1.53	锰，mg	0.02

监测点：浙江

秀丽白虾　Chinese white prawn

秀丽白虾，是我国太湖主要的经济虾类，也是内蒙古呼伦湖主产的水产品，学名为 *Exopalaemon mosestus*，别名为白米虾、太湖白虾。

营养成分表

/100 g 可食部

项目	含量	项目	含量
食部，%	43	硫胺素，mg	Tr
水分，g	78.7	核黄素，mg	0.05
能量，kJ	334	钙，mg	334
蛋白质，g	17.4	磷，mg	269
脂肪，g	0.9	钠，mg	154
碳水化合物，g	0.9	钾，mg	279
胆固醇，mg	135	镁，mg	34
灰分，g	2.1	铁，mg	4.3
维生素 A，μg	36	锌，mg	2.48
维生素 E（总），mg	2.21	铜，mg	0.32
α-TE，mg	2.68	锰，mg	0.14

监测点：安徽、上海

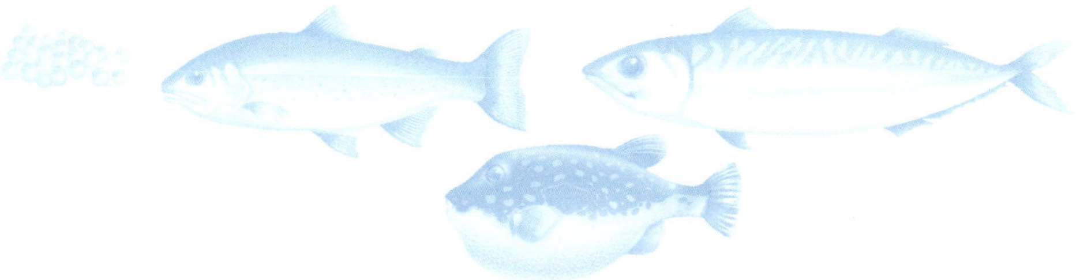

斑节对虾 Giant tiger prawn

斑节对虾常被称为虎斑虾、九节虾、鬼竹节虾、草虾等，属于十足目、对虾科、对虾属，学名为 *Penaeus monodon* 。斑节对虾主要分布于东南亚至非洲东部的沿海水域，我国东海、南海均产。

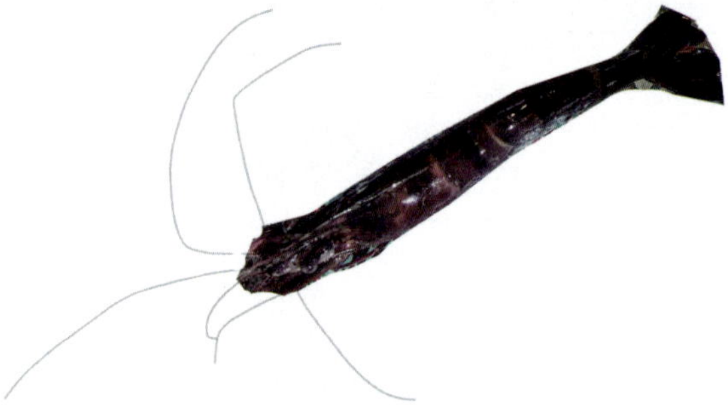

营养成分表

/100 g 可食部

项目	含量	项目	含量
食部，%	59.5	钙，mg	54
水分，g	76.0	磷，mg	27
能量，kJ	390	钠，mg	186
蛋白质，g	21.3	钾，mg	344
脂肪，g	0.4	镁，mg	43
碳水化合物，g	0.8	铁，mg	0.2
胆固醇，mg	91	锌，mg	1.90
灰分，g	1.6	铜，mg	0.73
维生素 A，μg	15	锰，mg	0.03
维生素 E（总），mg	0.42		

监测点：广东、福建

北方长额虾 Northern shrimp

生活中常见的北极虾，或称北极甜虾、北极粉红虾是主要分布于北冰洋东部和北大西洋深海的北方长额虾，主要源自加拿大等国家，属于十足目、长额虾科、长额虾属，学名为 *Pandalus borealis*。我国是北方长额虾最大的消费市场。

营养成分表

/100 g 可食部

项目	含量	项目	含量
食部，%	85.0	灰分，g	4.6
水分，g	63.9	钙，mg	1294
能量，kJ	560	钠，mg	567
蛋白质，g	14.9	钾，mg	244
脂肪，g	1.2	铁，mg	1.4
碳水化合物，g	15.4	锌，mg	1.28
胆固醇，mg	161		

监测点：北京

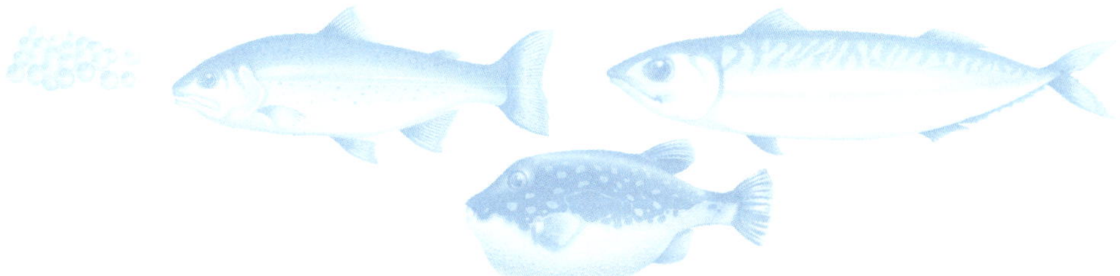

刀额新对虾 Greasyback shrimp

刀额新对虾是生活中常说的基围虾，由于主要栖息于近岸浅海的泥沙质或半泥沙质底海区，又称麻虾、沙虾、泥虾。刀额新对虾属于十足目、对虾科、新对虾属，学名为 *Metapenaeus ensis*，主要分布于我国胶东半岛以南的沿海水域，如福建、广东、广西等地。(基围虾并不指代具体品种，与养殖方式有关，围栏养殖的虾都可认为是基围虾。生活中常说的基围虾常见的有刀额新对虾和日本囊对虾。)

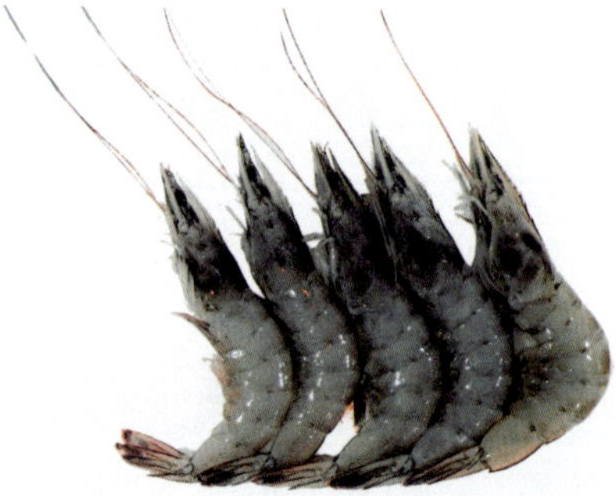

营养成分表

/100 g 可食部

项目	含量	项目	含量
食部，%	54.2	硫胺素，mg	0.01
水分，g	73.1	核黄素，mg	0.06
能量，kJ	470	钙，mg	30
蛋白质，g	20.3	磷，mg	251
脂肪，g	1.1	钠，mg	159
碳水化合物，g	4.8	钾，mg	437
胆固醇，mg	113	镁，mg	40
灰分，g	1.6	铁，mg	2.6
维生素 A，μg	3	锌，mg	1.35
维生素 E（总），mg	1.77	铜，mg	0.38
α-TE，mg	1.04	锰，mg	0.03

监测点：安徽、广东（含深圳）、广西、江苏、上海、北京、湖北

凡纳滨对虾 White-leg shrimp

凡纳滨对虾即是生活中常说的南美白对虾，又称白肢虾、白对虾、海白虾，属于十足目、对虾科、滨对虾属，学名为 *Litopenaeus vannamei*。凡纳滨对虾外形与明虾相似，体色为灰色，原产于美洲太平洋沿岸，目前我国广东、广西、海南等地已有广泛养殖。

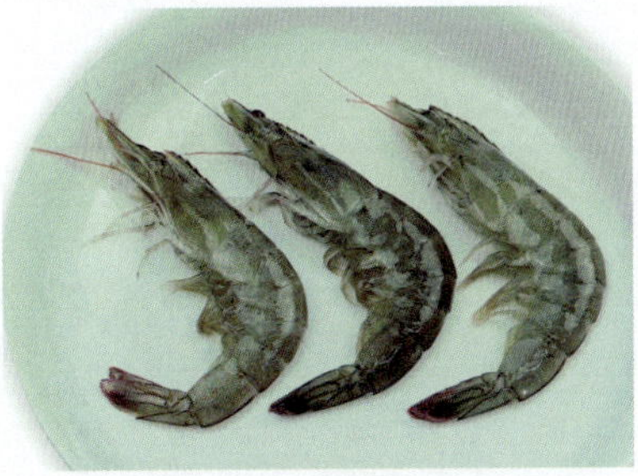

注：图中虾长约 8 cm，每只体重约 28 g

营养成分表

/100 g 可食部

项目	含量	项目	含量
食部，%	71.0	α-TE，mg	6.00
水分，g	78.2	钙，mg	114
能量，kJ	362	磷，mg	306
蛋白质，g	20.4	钠，mg	223
脂肪，g	0.4	钾，mg	350
碳水化合物，g	Tr	镁，mg	1
胆固醇，mg	176	铁，mg	0.2
灰分，g	1.6	锌，mg	1.03
维生素 A，μg	Tr	铜，mg	Tr
维生素 E（总），mg	8.44	锰，mg	0.25

监测点：江苏、北京

哈氏仿对虾　Sword prawn

哈氏仿对虾在生活中常被称为金钩虾、滑皮虾，由于壳比较硬，也称为硬壳虾，属于十足目、对虾科、仿对虾属，学名为 *Parapenaeopsis hardwickii*。主要栖息于我国东南沿海。

营养成分表

/100 g 可食部

项目	含量	项目	含量
食部，%	43.0	α-TE，mg	23.35
水分，g	78.9	钙，mg	54
能量，kJ	348	磷，mg	211
蛋白质，g	18.4	钠，mg	260
脂肪，g	0.9	钾，mg	193
碳水化合物，g	0.1	镁，mg	41
胆固醇，mg	301	铁，mg	1.6
灰分，g	1.7	锌，mg	1.29
维生素 A，μg	Tr	铜，mg	0.06
维生素 E（总），mg	24.06	锰，mg	0.33

监测点：江苏

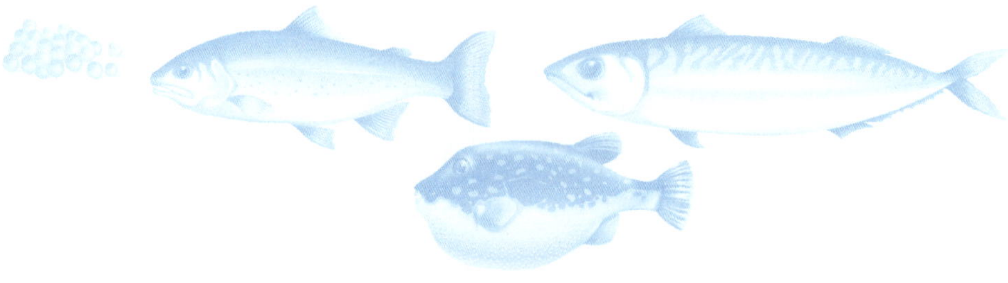

河　虾 Freshwater shrimp (mixed species)

市场上常会见到很多混合品种的小河虾。

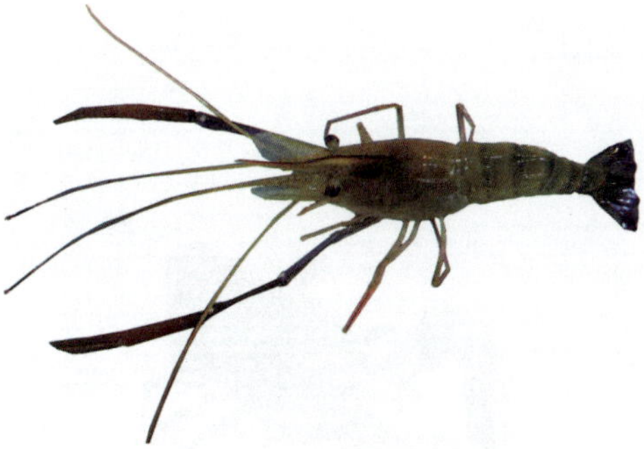

营养成分表

/100 g 可食部

项目	含量	项目	含量
食部，%	100.0	硫胺素，mg	0.01
水分，g	75.3	核黄素，mg	0.09
能量，kJ	400	钙，mg	1043
蛋白质，g	17.1	磷，mg	300
脂肪，g	1.8	钠，mg	104
碳水化合物，g	2.6	钾，mg	177
胆固醇，mg	103	镁，mg	60
灰分，g	3.3	铁，mg	4.6
维生素 A，μg	23	锌，mg	1.71
维生素 E（总），mg	2.98	铜，mg	1.56
α-TE，mg	2.95	锰，mg	0.55

监测点：安徽、湖南、河南、辽宁

克氏原螯虾 Red swamp crayfish

克氏原螯虾，生活中常称为小龙虾、大红虾，是淡水龙虾，属于十足目、美螯虾科、原螯虾属，学名为 *Procambarus clarkii*。克氏原螯虾原产于美国、墨西哥，因为生存能力强，引入后在我国长江中下游，如安徽、湖北、江苏、江西等地广泛养殖，是我国当前重要的经济水产品种。

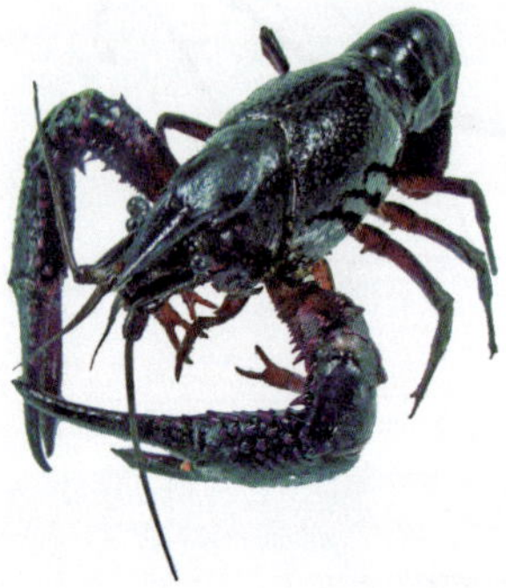

营养成分表

/100 g 可食部

项目	含量	项目	含量
食部，%	20.8	核黄素，mg	0.05
水分，g	72.5	钙，mg	74
能量，kJ	450	磷，mg	233
蛋白质，g	21.3	钠，mg	287
脂肪，g	0.7	钾，mg	282
碳水化合物，g	3.6	镁，mg	39
胆固醇，mg	112	铁，mg	4.0
灰分，g	1.9	锌，mg	1.41
维生素 A，μg	9	铜，mg	0.96
维生素 E（总），mg	1.56	锰，mg	0.85
硫胺素，mg	Tr		

监测点：安徽、四川、湖北、云南

口虾蛄 Mantis shrimp

口虾蛄，生活中多被称为皮皮虾、虾蛄，或者虾爬子、螳螂虾、虾虎、琵琶虾、濑尿虾，属于口足目、虾蛄科、口虾蛄属，学名为 *Oratosquilla oratoria*，多生活在热带、亚热带、温带海域，我国沿海分布最广、产量最大。

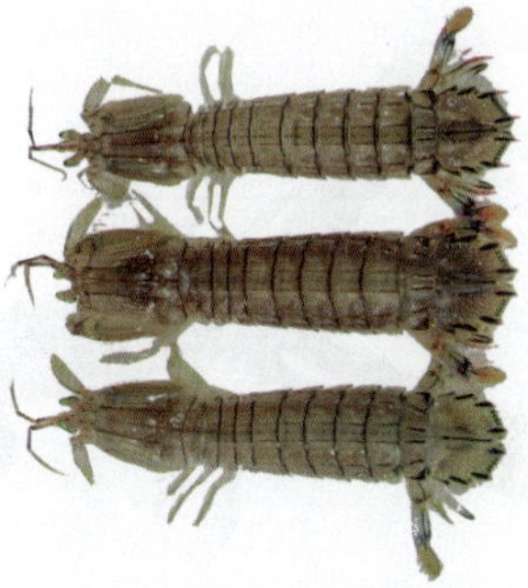

营养成分表

/100 g 可食部

项目	含量	项目	含量
食部，%	22.0	钙，mg	48
水分，g	80.1	磷，mg	161
能量，kJ	324	钠，mg	376
蛋白质，g	14.8	钾，mg	203
脂肪，g	1.0	镁，mg	39
碳水化合物，g	2.7	铁，mg	1.5
胆固醇，mg	76	锌，mg	2.68
灰分，g	1.7	铜，mg	1.58
维生素 A，μg	122	锰，mg	0.02
维生素 E（总），mg	2.48		

监测点：广东、天津、上海

美洲螯龙虾 American Lobster

美洲螯龙虾属于十足目、海螯虾科、螯龙虾属，学名为*Homarus americanus*。主要产于大西洋的北美洲海岸，如加拿大、美洲缅因洲，也被称为北美洲龙虾、加拿大龙虾、美国龙虾、缅因龙虾，进口到我国后多被称为波士顿龙虾或波龙龙虾。

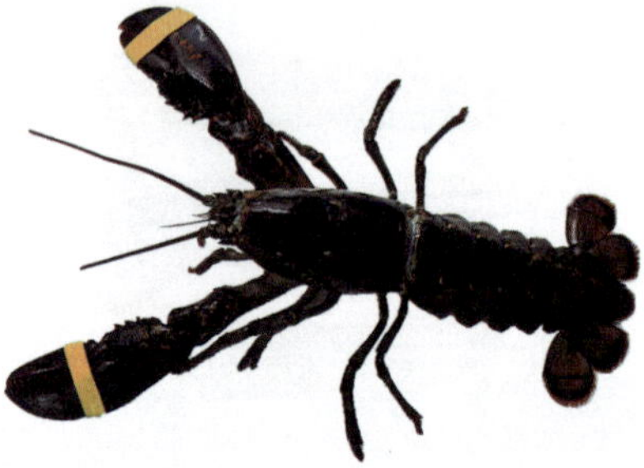

营养成分表

/100 g 可食部

项目	含量	项目	含量
食部，%	40.0	硫胺素，mg	0.08
水分，g	73.7	核黄素，mg	0.07
能量，kJ	439	钙，mg	45
蛋白质，g	17.8	磷，mg	167
脂肪，g	1.4	钠，mg	614
碳水化合物，g	5.0	钾，mg	259
灰分，g	2.1	镁，mg	52
维生素 A，μg	42	铁，mg	0.4
维生素 E（总），mg	1.54	锌，mg	3.24
α-TE，mg	1.44	铜，mg	3.89

监测点：湖南

日本囊对虾 Kuruma shrimp

日本囊对虾，也称日本对虾，是北方居民口中的基围虾。因为体色常呈青红黄褐斑节状，尾肢后部呈鲜艳的蓝色和黄色，又被称为斑节虾、竹节虾、花虾、花尾虾等，属于十足目、对虾科、囊对虾属，学名为 *Marsupenaeus japonicus*。目前在我国黄海、东海、南海普遍养殖。

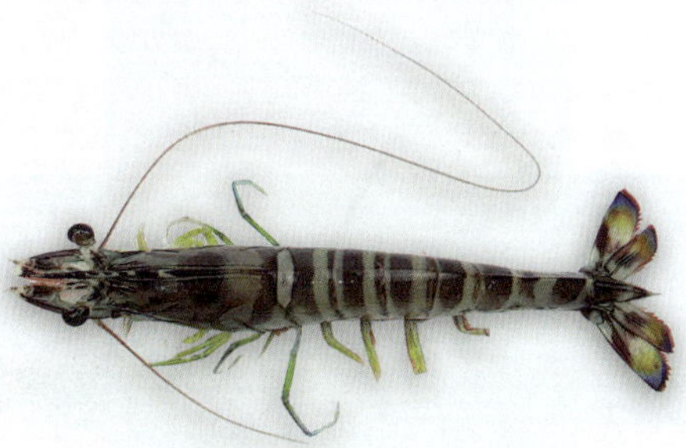

注：图中虾体长约 15 cm，体重为 30 g

营养成分表

/100 g 可食部

项目	含量	项目	含量
食部，%	82.0	钠，mg	459
蛋白质，g	19.7	钾，mg	354
脂肪，g	1.4	铁，mg	0.7
胆固醇，mg	212	锌，mg	1.52
灰分，g	3.0		

监测点：北京

沼　虾　Freshwater prawn

沼虾属于十足目、长臂虾科、沼虾属，主要分布于热带、亚热带的淡水水域，偶尔会出现在温带水域。我国沼虾的品种很多，市场上比较常见的有罗氏沼虾、日本沼虾等，很多省份还有各自特殊的品种，比如福建沼虾、海南沼虾、广西沼虾、江西沼虾等。

罗氏沼虾　Giant freshwater prawn

罗氏沼虾的学名为*Macrobrachium rosenbergii*，别名泰国虾、马来西亚大虾、金线虾等，是我国养殖规模较大的淡水长臂虾，主要分布于长江流域，西南各省也有养殖。

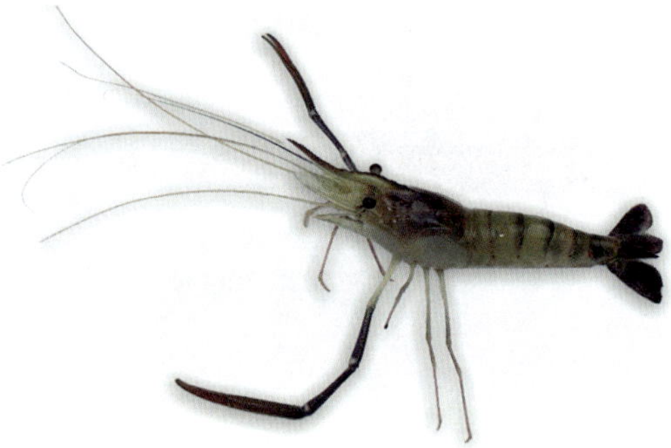

注：图中虾体长约 12 cm，体重约 40 g

营养成分表

/100 g 可食部

项目	含量	项目	含量
食部，%	42.5	核黄素，mg	0.06
水分，g	75.2	钙，mg	361
能量，kJ	405	磷，mg	186
蛋白质，g	19.3	钠，mg	118
脂肪，g	0.8	钾，mg	300
碳水化合物，g	2.3	镁，mg	33
胆固醇，mg	121	铁，mg	1.5
灰分，g	2.4	锌，mg	2.41
维生素 A，μg	45	铜，mg	0.88
维生素 E（总），mg	5.42	锰，mg	0.27
硫胺素，mg	Tr	硒，μg	27.9

监测点：上海、安徽、湖北、广东

日本沼虾　Oriental river prawn

日本沼虾，学名为 *Macrobrachium nipponense*，广泛生活于亚洲淡水流域。因其体型粗短、体色呈青灰色而被人们称为青虾，也称为河虾、江虾、大头虾。我国长江中下游湖泊河流最为多见，华北水域也有较多分布。升金湖青虾是产于安徽升金湖的日本沼虾，肉质鲜嫩。

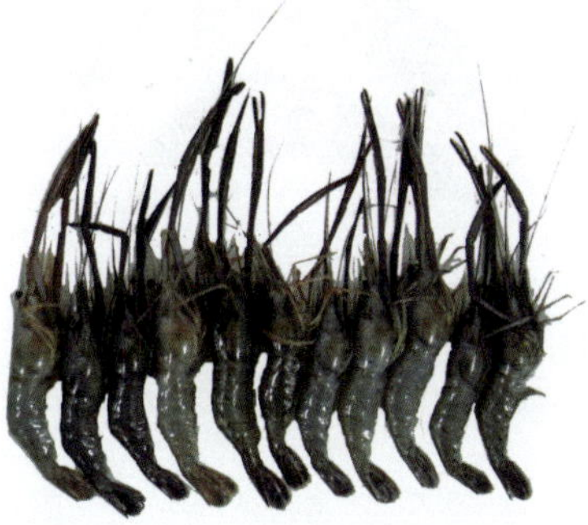

营养成分表

/100 g 可食部

项目	含量		项目	含量	
	混合	升金湖青虾		混合	升金湖青虾
食部，%	49.5	71.0	硫胺素，mg		Tr
水分，g	77.1	78.9	核黄素，mg		0.02
能量，kJ	379	428	钙，mg	6	47
蛋白质，g	19.4	20.8	磷，mg	244	233
脂肪，g	1.0	2.0	钠，mg	254	182
碳水化合物，g	0.7	Tr	钾，mg	252	278
胆固醇，mg	82	121	镁，mg	25	37
灰分，g	1.8	1.5	铁，mg	18.9	0.6
维生素 A，μg	13	Tr	锌，mg	1.42	1.26
维生素 E（总），mg	1.90	1.61	铜，mg	0.49	0.29
α-TE，mg		1.35	锰，mg	Tr	0.04

监测点：上海、云南、江苏、湖北、安徽

中国明对虾 Chinese shrimp

中国明对虾，生活中常称为明虾、中国对虾、东方对虾，是我国重要的经济品种，属于十足目、对虾科、明对虾属，学名为 *Fenneropenaeus chinensis*。明虾是餐桌上鲜焖大虾的主要食材，我国沿海均产，尤其是黄海、渤海。

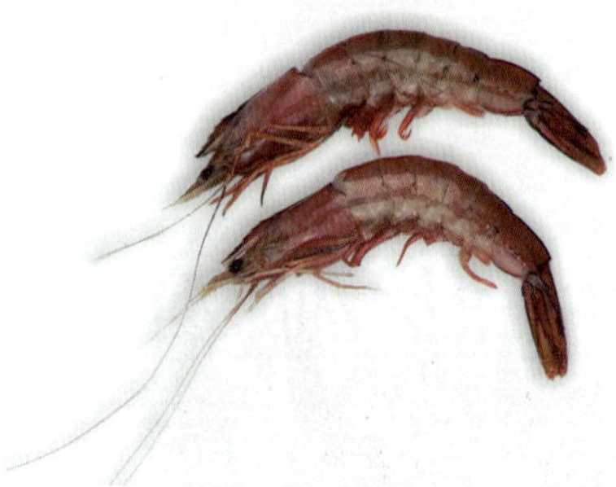

注：图中虾体长约 15 cm，体重约 50 克 / 只

营养成分表

/100 g 可食部

项目	含量	项目	含量
食部，%	52.3	硫胺素，mg	Tr
水分，g	76.9	核黄素，mg	0.04
能量，kJ	392	钙，mg	45
蛋白质，g	20.2	磷，mg	279
脂肪，g	1.1	钠，mg	174
碳水化合物，g	0.5	钾，mg	393
胆固醇，mg	147	镁，mg	45
灰分，g	1.6	铁，mg	0.4
维生素 A，μg	5	锌，mg	1.15
维生素 E（总），mg	2.52	铜，mg	0.46
α-TE，mg	2.38	锰，mg	0.03

监测点：福建、广西、上海、深圳、浙江

蟹 类
Crabs

红星梭子蟹 Redspot swimming crab

红星梭子蟹因甲壳上有三个黑斑点，又称为三点蟹、三眼蟹，也称为枪蟹、海虫、水蟹、门蟹、盖鱼、童蟹等，属于十足目、梭子蟹科、梭子蟹属，学名为 *Portunus sanguinolentus*，分布于太平洋暖水区、印度洋，我国东海、南海均产。

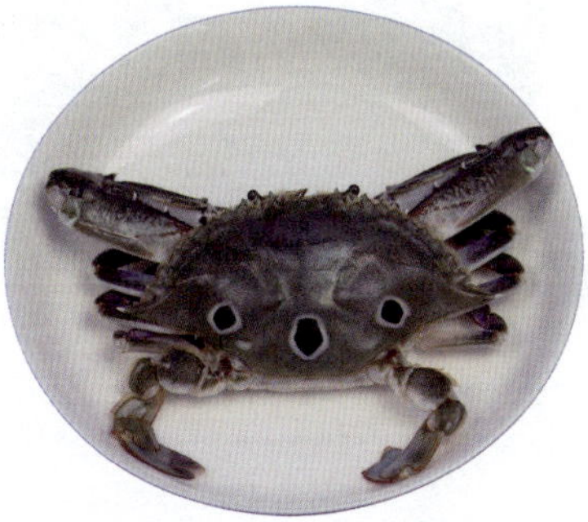

营养成分表

/100 g 可食部

项目	含量*	项目	含量*
食部，%	41.0	核黄素，mg	0.14
水分，g	76.5	钙，mg	106
能量，kJ	375	磷，mg	271
蛋白质，g	17.6	钠，mg	293
脂肪，g	0.7	钾，mg	445
碳水化合物，g	3.1	镁，mg	51
灰分，g	2.2	铁，mg	0.6
维生素 A，μg	Tr	锌，mg	3.35
维生素 E（总），mg	12.57	铜，mg	0.76
——α-TE，mg	12.50	锰，mg	0.06
硫胺素，mg	0.01		

* 本表中数据为蒸熟后红星梭子蟹的检测数据

监测点：深圳、上海

锯缘青蟹 Mud crab

锯缘青蟹是十足目、梭子蟹科、青蟹属的一个品种，因体色青绿、侧齿呈锯齿状而得名，学名为 *Scylla serrata*，常栖息于浅海泥沙底层。主要分布于西太平洋热带、亚热带海域，在我国东海和南海多见，广东、福建、浙江等地均产。

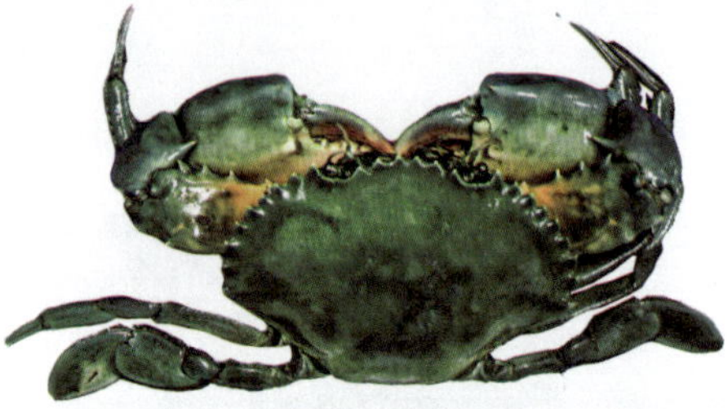

营养成分表

/100 g 可食部

项目	含量*	项目	含量*
食部，%	38.7	钙，mg	170
水分，g	79.7	磷，mg	168
能量，kJ	343	钠，mg	351
蛋白质，g	15.0	钾，mg	276
脂肪，g	1.7	镁，mg	49.2
碳水化合物，g	1.5	铁，mg	0.7
胆固醇，mg	107	锌，mg	4.17
灰分，g	2.3	铜，mg	1.77
维生素 A，μg	6	锰，mg	0.45
维生素 E（总），mg	4.3		

* 本表中数据以公蟹为主

监测点：广西、福建、浙江、深圳、上海

三疣梭子蟹 Swimming crab

三疣梭子蟹是我国沿海常见的海螃蟹，常用名为梭子蟹或白蟹，属于十足目、梭子蟹科、梭子蟹属，学名为 *Portunus trituberculatus*。

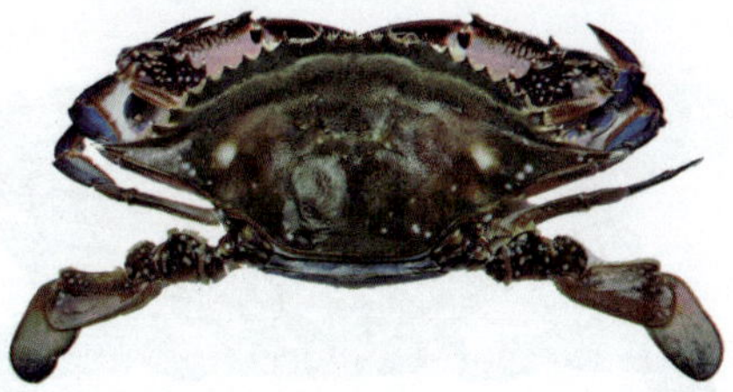

注：图中蟹壳长约 12 cm，体重约 230 g

营养成分表

/100 g 可食部

项目	含量		项目	含量	
	公蟹	母蟹		公蟹	母蟹
食部，%	26.0	19.5	钙，mg	65	118
水分，g	79.9	78.2	磷，mg	274	208
能量，kJ	332	440	钠，mg	330	370
蛋白质，g	17.7	21.5	钾，mg	271	220
脂肪，g	0.8	2.0	镁，mg	48.0	41.5
碳水化合物，g	0.2	Tr	铁，mg	0.6	0.8
胆固醇，mg	92	126	锌，mg	3.19	3.16
灰分，g	2.1	2.0	铜，mg	1.15	1.06
维生素 A，μg	Tr	3	锰，mg	0.01	0.07
维生素 E（总），mg	2.7	4.1			

监测点：浙江、江苏

远海梭子蟹 Blue swimming crab

花蟹因外壳有花纹而得名，一般特指蓝花蟹，公蟹肢脚呈现蓝色，而母蟹呈现淡橙色。花蟹学名为远海梭子蟹，属于十足目、梭子蟹科、梭子蟹属，学名为 *Portunus pelagicus*。主要分布于印度洋 - 西太平洋，我国沿海均有养殖。

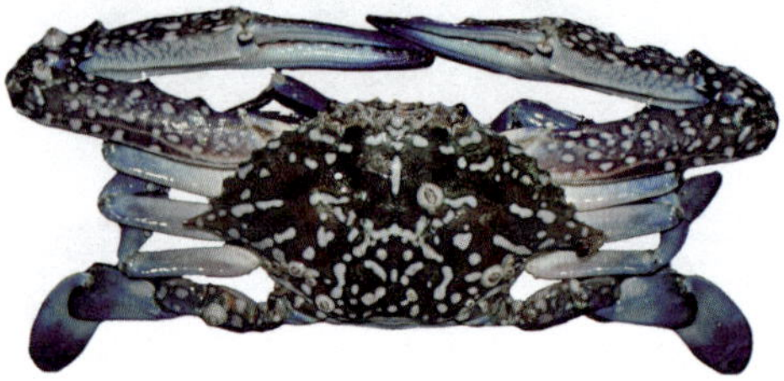

营养成分表

/100 g 可食部

项目	含量				项目	含量			
	公蟹	蟹膏	母蟹	蟹黄		公蟹	蟹膏	母蟹	蟹黄
食部，%	28.0	100.0	31.0	100.0	钙，mg	209	285	161	203
水分，g	76.7	73.2	76.7	60.5	磷，mg	22	34	30	61
能量，kJ	377	573	375	794	钠，mg	401	486	403	278
蛋白质，g	20.2	13.7	19.6	23.9	钾，mg	313	202	308	185
脂肪，g	0.9	8.0	1.0	8.0	镁，mg	151	52	56	38
碳水化合物，g	Tr	2.6	0.3	5.4	铁，mg	1.6	2.3	0.7	2.6
胆固醇，mg	61	156	75	315	锌，mg	3.99	3.42	5.51	17.23
灰分，g	2.2	2.5	2.4	2.2	铜，mg	1.08	3.24	1.58	3.52
维生素 A，μg	52	124	Tr	39	锰，mg	0.42	0.65	0.11	1.06
维生素 E（总），mg	5.39	6.60	3.55	7.93	硒，μg	56.9	172.2	80.5	224.7

监测点：广东

中华绒螯蟹 Chinese mitten-handed crab

人们熟知的河蟹或毛蟹学名为中华绒螯蟹，属于十足目、方蟹科、绒螯蟹属，学名为 *Eriocheir sinensis*。主要居于江河、湖沼泥岸，常迴游到近海繁殖，我国江苏、安徽、辽宁、湖北等地均有养殖。大闸蟹是长江水系产量最大的河蟹，个体相对健硕，安徽的升金湖水域有专门的升金湖湖蟹。

营养成分表

/100 g 可食部

项目	含量				
	公蟹	母蟹	蟹肉	蟹膏	蟹黄
食部，%	39.5	36.0	100	100.0	100.0
水分，g	75.0	70.9	75.2	67.1	58.1
能量，kJ	432	588	442	800	987
蛋白质，g	18.2	19.6	17.8	15.6	19.1
脂肪，g	2.2	6.1	2.5	13.0	15.3
碳水化合物，g	2.4	1.7	2.8	3.1	5.7
胆固醇，mg	68	94	77	133	281
灰分，g	2.3	1.8	1.9	1.9	1.9
维生素 A，μg	15	11	42	69	123
维生素 E（总），mg	3.2	4.7	3.7	10.2	18.4
硫胺素，mg	—	—	Tr	0.02	0.07
核黄素，mg	—	—	0.38	0.56	1.22
钙，mg	432	179	337	97	167
磷，mg	139	159	177	146	291
钠，mg	165	211	249	350	243
钾，mg	249	241	211	172	207
镁，mg	56	42	56	32	53
铁，mg	11.8	10.0	4.0	12.5	12.3
锌，mg	4.82	4.21	6.27	2.49	6.12
铜，mg	0.81	1.70	1.65	2.07	2.77
锰，mg	0.30	0.07	0.49	0.58	0.39

监测点：安徽、广东、河南、江苏、辽宁、上海、天津

贝　类
Shellfish

贝类主要包括软体动物中双壳纲、腹足纲的动物。其中：

贝泛指身披贝甲的三胚层结构动物，包括蚌目、蚶目、帘蛤目、贻贝目、珍珠贝目等。

螺泛指有一个封闭的壳，靠腹足运动的动物，包括原始腹足目、中腹足目、新腹足目的动物。个别节肢动物（如龟足），因形态与螺相似，且数量较少，暂归在螺类。

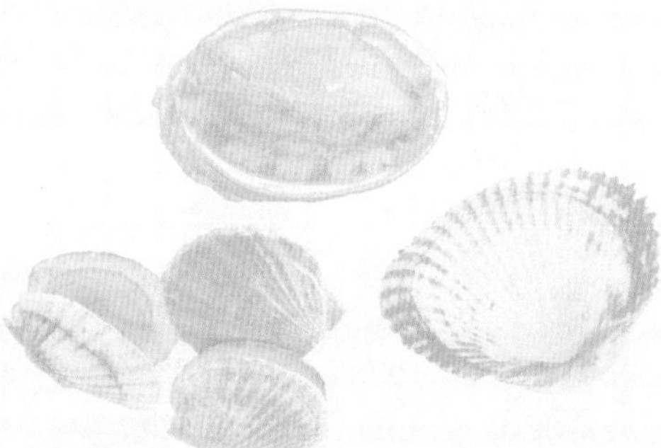

贝
Shells

波纹巴非蛤 Undulating venus

波纹巴非蛤，生活中常称为花甲（王），因其壳质较薄，壳表面有交叉网状花纹，看起来油亮，也被称为油蛤、花蚶、芒果螺等，属于帘蛤目、帘蛤科、巴非蛤属，学名为 *Paphia undulata*，主要分布于我国东南沿海。

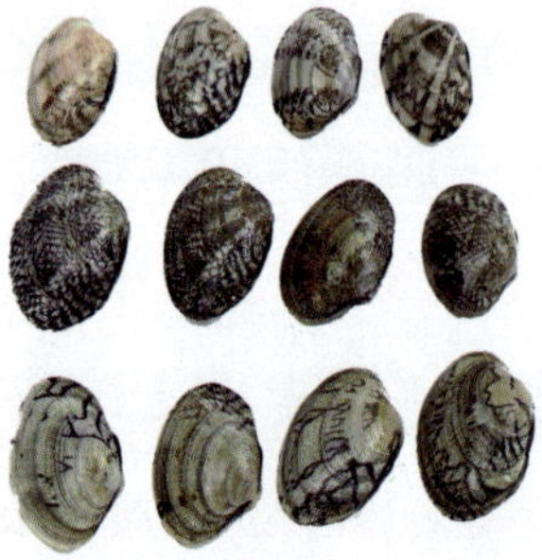

注：图中花甲体重约 8 克 / 只

营养成分表

/100 g 可食部

项目	含量	项目	含量
食部，%	29.0	钙，mg	526
水分，g	82.2	磷，mg	87
能量，kJ	285	钠，mg	396
蛋白质，g	12.9	钾，mg	197
脂肪，g	1.0	镁，mg	53.5
碳水化合物，g	1.7	铁，mg	19.8
胆固醇，mg	33	锌，mg	1.59
灰分，g	2.2	铜，mg	0.20
维生素 A，μg	41	锰，mg	0.46
维生素 E（总），mg	1.2	硒，μg	120.7

监测点：广东、广西、福建

菲律宾蛤仔 Short necked clams

菲律宾蛤仔在生活中常被称为花蛤，或帘蛤、花甲、既子、砂规子，属于帘蛤目、帘蛤科、蛤仔属，学名为 *Ruditapes philippinarum*。我国沿海均产，辽宁、山东居多。

营养成分表

/100 g 可食部

项目	含量	项目	含量
食部，%	29.5	核黄素，mg	0.2
水分，g	80.5	钙，mg	162
能量，kJ	305	磷，mg	142
蛋白质，g	10.3	钠，mg	357
脂肪，g	0.7	钾，mg	235
碳水化合物，g	6.3	镁，mg	54.5
胆固醇，mg	37	铁，mg	11.8
灰分，g	2.3	锌，mg	1.17
维生素 A，μg	4	铜，mg	0.19
维生素 E（总），mg	1.9	锰，mg	0.19
硫胺素，mg	Tr		

监测点：江苏、浙江、上海、深圳

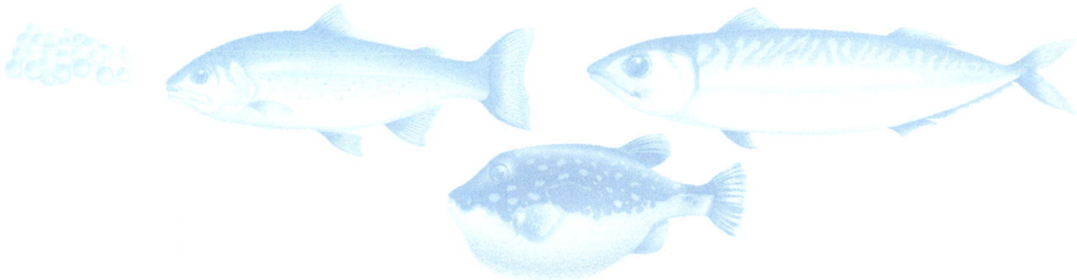

海湾扇贝 Bay Scallop

分布于我国黄海、东海的海湾扇贝，是珍珠贝目、扇贝科、海湾扇贝属下的一个品种，学名为 *Argopecten irradians irradians*，山东、辽宁等地均有养殖。

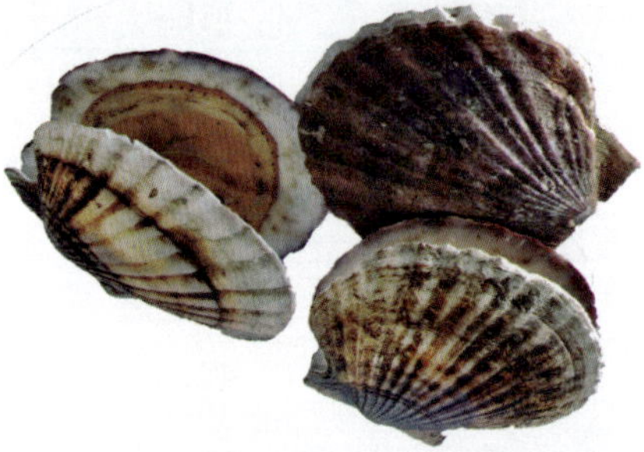

营养成分表

/100 g 可食部

项目	含量	项目	含量
食部，%	28.0	钙，mg	182
水分，g	75.9	磷，mg	167
能量，kJ	386	钠，mg	323
蛋白质，g	14.6	钾，mg	223
脂肪，g	0.6	镁，mg	55
碳水化合物，g	6.7	铁，mg	11.7
胆固醇，mg	48	锌，mg	2.91
灰分，g	2.2	铜，mg	0.04
维生素 A，μg	21	锰，mg	1.48
维生素 E（总），mg	1.45		

监测点：北京、天津、广东

河　蚌　Freshwater mussel

河蚌是生存于淡水湖泊、池沼、河流中的软体动物，属于蚌目、蚌科、无齿蚌属，又称圆蚌、田蚌、菜蚌、湖蚌，学名为 *Anodonta woodiana*。我国河蚌资源分布较广，湖南、湖北、安徽、江苏、浙江等地常见。

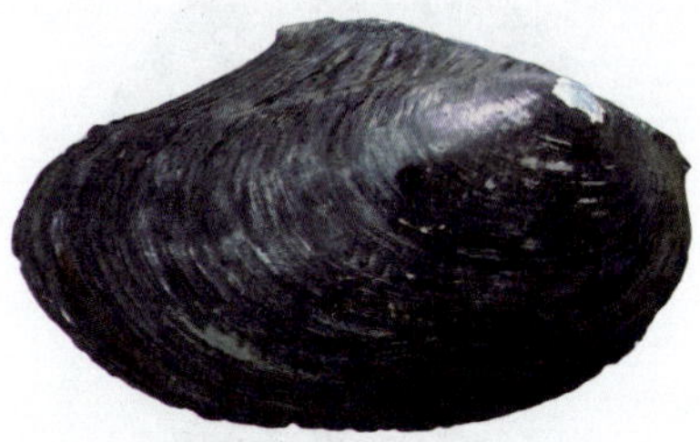

营养成分表

/100 g 可食部

项目	含量	项目	含量
食部，%	14.0	硫胺素，mg	Tr
水分，g	81.7	核黄素，mg	0.07
能量，kJ	343	钙，mg	243
蛋白质，g	15.8	磷，mg	260
脂肪，g	0.3	钠，mg	22
碳水化合物，g	3.7	钾，mg	41
胆固醇，mg	103	镁，mg	15
灰分，g	2.1	铁，mg	21.7
维生素 A，μg	99	锌，mg	2.77
维生素 E（总），mg	2.10	铜，mg	0.08
α-TE，mg	0.68	锰，mg	13.21

监测点：湖南、安徽

河　蚬　Freshwater clam

河蚬，又称黄蚬、金蚬、扁螺、台湾蚬，呈圆底三角形状，属于帘蛤目、蚬科、蚬属，学名为 *Corbicula fluminea*，广泛分布于我国内陆水域。

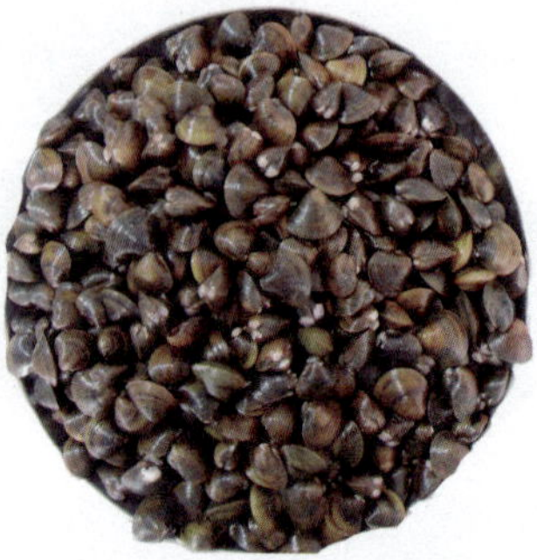

营养成分表

/100 g 可食部

项目	含量	项目	含量
食部，%	16.0	钙，mg	106
水分，g	75.2	磷，mg	28
能量，kJ	454	钠，mg	130
蛋白质，g	15.4	钾，mg	28
脂肪，g	3.0	镁，mg	19
碳水化合物，g	4.8	铁，mg	33.1
胆固醇，mg	72	锌，mg	3.57
灰分，g	1.6	铜，mg	0.68
维生素 A，μg	56	锰，mg	1.30
维生素 E（总），mg	Tr	硒，μg	92.6

监测点：广东

近江牡蛎 Oyster

近江牡蛎的贝壳又大又硬，生活中多称为生蚝、海蛎子、白蚝、蛎黄、蚵，属于珍珠贝目、牡蛎科、巨牡蛎属，学名为 *Crassostrea ariakensis*，我国沿海均有分布，是广东、福建等南方沿海地区的重要养殖产品。

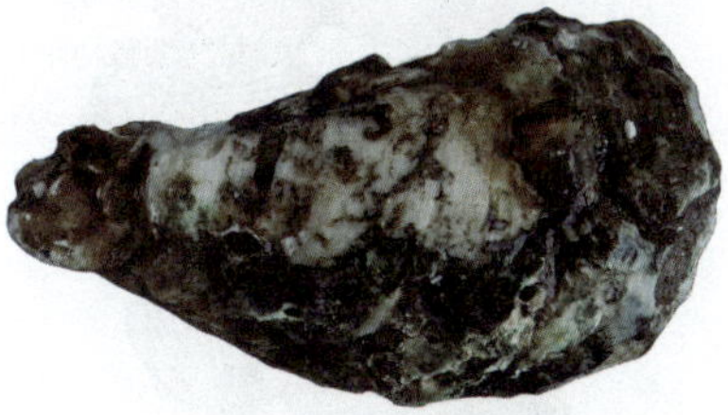

营养成分表

/100 g 可食部

项目	含量	项目	含量
食部，%	14.0	核黄素，mg	0.14
水分，g	82.4	钙，mg	50
能量，kJ	299	磷，mg	165
蛋白质，g	9.0	钠，mg	181
脂肪，g	1.5	钾，mg	165
碳水化合物，g	5.4	镁，mg	34.7
胆固醇，mg	46	铁，mg	7.4
灰分，g	1.7	锌，mg	19.02
维生素 A，μg	9	铜，mg	4.90
维生素 E（总），mg	0.7	锰，mg	0.46
硫胺素，mg	0.02	硒，μg	66.2

监测点：福建、广东、广西、浙江

魁　蚶　Ark shell

魁蚶属于蚶目、蚶科、毛蚶属，生活中常称为赤贝、血贝，因体型相对较大，又称为大毛蛤、瓦垄子，学名为 *Scapharca broughtoni*。我国黄海、东海、南海均产，大连及丹东是主要产区之一。

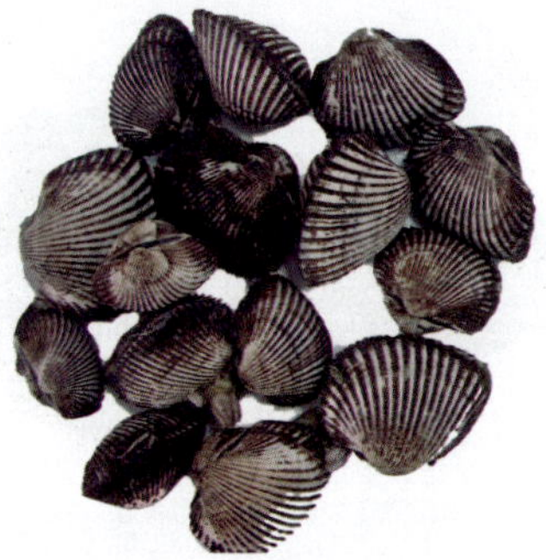

营养成分表

/100 g 可食部

项目	含量	项目	含量
食部，%	16.0	钙，mg	57
水分，g	77.3	磷，mg	14
能量，kJ	387	钠，mg	184
蛋白质，g	16.4	钾，mg	87
脂肪，g	1.4	镁，mg	47
碳水化合物，g	3.3	铁，mg	17.0
胆固醇，mg	67	锌，mg	2.77
灰分，g	1.6	铜，mg	0.16
维生素 A，μg	Tr	锰，mg	0.89
维生素 E（总），mg	7.72		

监测点：广东

毛　蚶　Rudder ark

毛蚶属于蚶目、蚶科、毛蚶属，学名为 *Scapharca subcrenata*，因其贝壳上有棕褐色茸毛，又称为麻蚶、麻蛤、毛蛤、瓦垄子等，广泛分布于我国沿海河口。

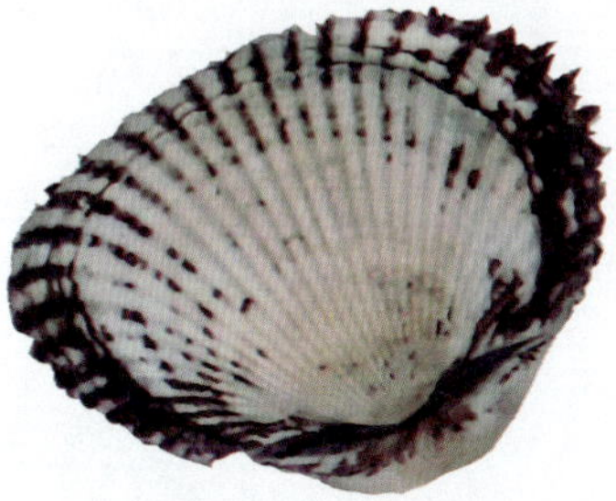

营养成分表

/100 g 可食部

项目	含量	项目	含量
食部，%	26.0	钙，mg	81
水分，g	78.2	磷，mg	141
能量，kJ	406	钠，mg	436
蛋白质，g	15.8	钾，mg	252
脂肪，g	3.3	镁，mg	71
碳水化合物，g	0.8	铁，mg	10.8
胆固醇，mg	51	锌，mg	3.16
灰分，g	2.3	铜，mg	0.11
维生素 A，μg	2	锰，mg	0.40
维生素 E（总），mg	2.08		

监测点：广西、天津、浙江

泥蚶 Blood cockles

泥蚶，又称血蚶、狮蚶、瓦楞蛤，贝壳坚硬呈瓦楞形，属于蚶目、蚶科、泥蚶属，学名为 *Tegillarca granosa*，我国沿海均产。

营养成分表

/100 g 可食部

项目	含量	项目	含量
食部，%	21.6	α-TE，mg	2.27
水分，g	83.5	钙，mg	50
能量，kJ	258	磷，mg	246
蛋白质，g	10.5	钠，mg	251
脂肪，g	0.4	钾，mg	254
碳水化合物，g	3.7	镁，mg	51
胆固醇，mg	22	铁，mg	14.2
灰分，g	1.9	锌，mg	1.21
维生素 A，μg	7	铜，mg	0.10
维生素 E（总），mg	2.66	锰，mg	0.35

监测点：福建、浙江、深圳、天津、江苏

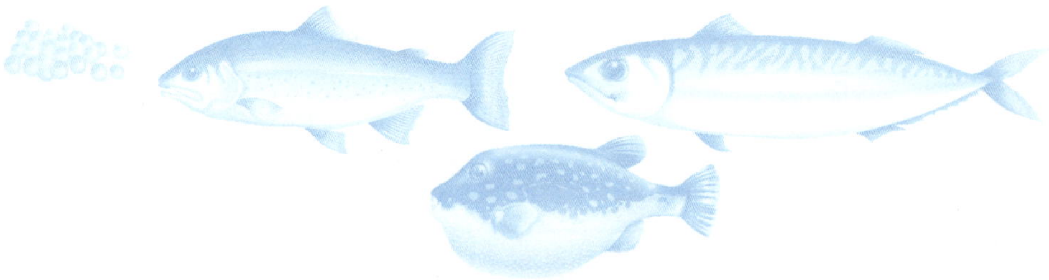

青　蛤　Chinese venus

青蛤是我国南北海域中常见的蛤蜊，贝壳近圆形，色泽光亮，又称中国圆蛤、赤嘴仔、赤嘴蛤、环文蛤、海蚬，属于帘蛤目、帘蛤科、青蛤属，学名为 *Cyclina sinensis*。

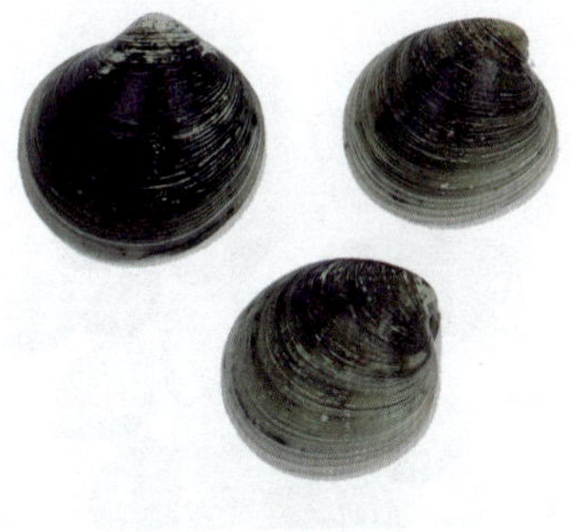

注：图中青蛤长约 3 cm，每只体重约 24 g

营养成分表

/100 g 可食部

项目	含量	项目	含量
食部，%	25.0	钙，mg	27
水分，g	80.2	磷，mg	113
能量，kJ	310	钠，mg	468
蛋白质，g	12.5	钾，mg	242
脂肪，g	0.7	镁，mg	65.5
碳水化合物，g	4.3	铁，mg	12.5
胆固醇，mg	33	锌，mg	1.37
灰分，g	2.4	铜，mg	0.42
维生素 A，μg	2	锰，mg	0.51
维生素 E（总），mg	6.3	硒，μg	60.6
α-TE，mg	6.00		

监测点：天津

四角蛤蜊 White clam

四角蛤蜊的贝壳略成方形，也称为方形马珂蛤、白蛤、白蚬子、泥蚬子等，属于帘蛤目、蛤蜊科、蛤蜊属，学名为 *Mactra veneriformis*，我国沿海均产，辽宁、山东产量较大，江苏近海海域是长江与大海的交汇处，为四角蛤蜊提供了良好的生存环境。

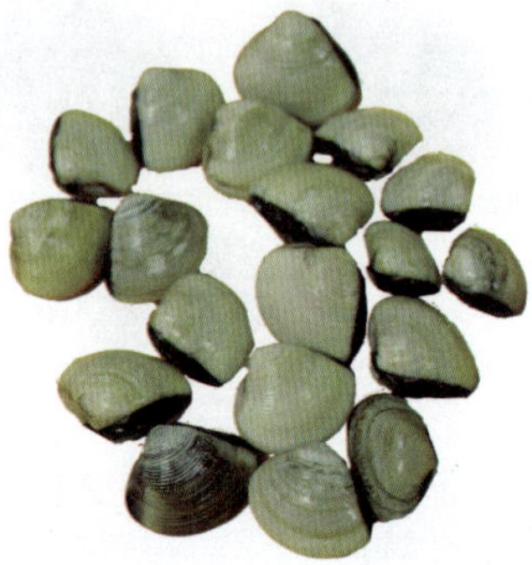

营养成分表

/100 g 可食部

项目	含量	项目	含量
食部，%	14.0	核黄素，mg	0.20
水分，g	81.2	钙，mg	44
能量，kJ	304	磷，mg	128
蛋白质，g	8.7	钠，mg	189
脂肪，g	0.3	钾，mg	168
碳水化合物，g	8.5	镁，mg	35
灰分，g	1.3	铁，mg	4.4
维生素 A，μg	9	锌，mg	1.03
维生素 E（总），mg	0.79	铜，mg	0.12
α-TE，mg	0.79	锰，mg	0.24
硫胺素，mg	Tr		

监测点：深圳

太平洋潜泥蛤 Pacific geoduck

太平洋潜泥蛤，或称高雅海神蛤，因其蚌壳不吻合，伸出长而粗似象鼻的肉管，因此常被形象地称为象拔蚌、象鼻棒、象牙蚌，或皇帝蚌、女神蛤。太平洋潜泥蛤属于海螂目、缝栖蛤科、潜泥蛤属，学名为 *Panopea generosa*，原产于北太平洋沿海，现我国东南沿海均有养殖。

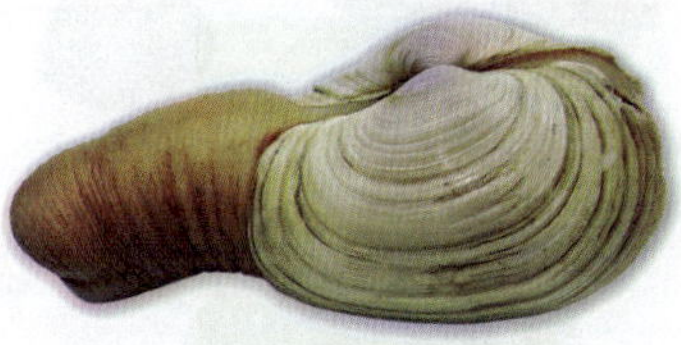

注：图中太平洋潜泥蛤长约 22 cm，体重约 1330 g

营养成分表

/100 g 可食部

项目	含量	项目	含量
食部，%	60.0	钙，mg	31
水分，g	80.2	磷，mg	12
能量，kJ	339	钠，mg	277
蛋白质，g	14.7	钾，mg	230
脂肪，g	1.4	镁，mg	42
碳水化合物，g	2.2	铁，mg	3.9
胆固醇，mg	31	锌，mg	1.17
灰分，g	1.5	铜，mg	0.21
维生素 A，μg	155	锰，mg	1.52
维生素 E（总），mg	1.56		

监测点：广东

文　蛤　Hard clam

文蛤，又称花蛤，多生活在河口附近，是我国沿海常见的蛤蜊，属于帘蛤目、帘蛤科、文蛤属，学名为 *Meretrix meretrix*，我国沿海均产。

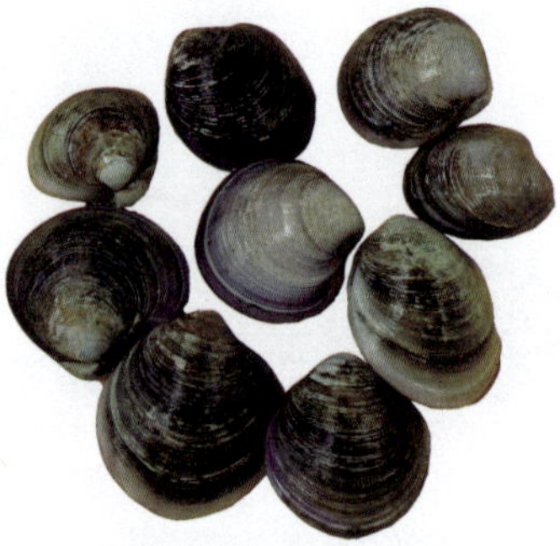

营养成分表

/100 g 可食部

项目	含量	项目	含量
食部，%	27.5	硫胺素，mg	Tr
水分，g	84.8	核黄素，mg	0.23
能量，kJ	235	钙，mg	87
蛋白质，g	8.3	磷，mg	152
脂肪，g	0.8	钠，mg	398
碳水化合物，g	3.8	钾，mg	222
胆固醇，mg	29	镁，mg	61
灰分，g	2.3	铁，mg	8.7
维生素 A，μg	11	锌，mg	1.51
维生素 E（总），mg	2.55	铜，mg	0.19
α-TE，mg	2.09	锰，mg	0.25

监测点：福建、广西、江苏、广东（含深圳）、浙江、天津

西施舌 Surf clam shell

西施舌形状为三角形，壳质很薄，属于帘蛤目、蛤蜊科、腔蛤蜊属，学名为*Coelomactra antiquata*。西施舌广泛分布于我国东南沿海，在不同地区有不同的名称，比如广东及港澳地区称为贵妃蚌，也有称之为海蚌、车蛤 、土匙、沙蛤等。

营养成分表

/100 g 可食部

项目	含量	项目	含量
食部，%	39.5	核黄素，mg	0.20
水分，g	81.2	钙，mg	44
能量，kJ	304	磷，mg	128
蛋白质，g	8.7	钠，mg	189
脂肪，g	0.3	钾，mg	168
碳水化合物，g	8.5	镁，mg	35
灰分，g	1.3	铁，mg	4.4
维生素 A，μg	9	锌，mg	1.03
维生素 E（总），mg	0.79	铜，mg	0.12
α-TE，mg	0.79	锰，mg	0.24
硫胺素，mg	Tr		

监测点：福建、深圳

漳港海蚌 Zhanggang clam shell

漳港海蚌在福建长乐漳港一带被称为西施舌，贝壳顶部呈现青紫色，属于中国地理标志性产品。

营养成分表

/100 g 可食部

项目	含量	项目	含量
食部，%	50.0	碳水化合物，g	4.9
水分，g	83.0	胆固醇，mg	14
能量，kJ	269	灰分，g	2.0
蛋白质，g	9.4	维生素 A，μg	11
脂肪，g	0.7	维生素 E（总），mg	2.8

监测点：福建

寻氏肌蛤 Asian date mussels

寻氏肌蛤或凸壳肌蛤是浅色的、略呈三角形的小蛤蜊，又名海瓜子、薄壳、云雀蛤、东亚壳菜蛤等，属于贻贝目、贻贝科、肌蛤属，学名为 *Musculus senhousei*，广泛分布于中国南北沿海的滩涂上。

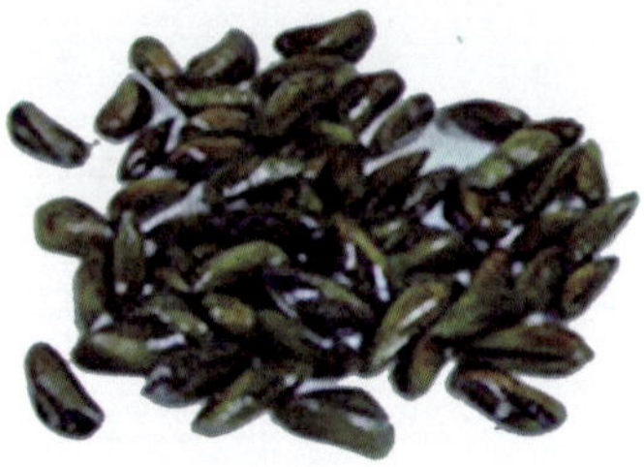

营养成分表

/100 g 可食部

项目	含量	项目	含量
食部，%	41.0	碳水化合物，g	9.9
水分，g	81.6	胆固醇，mg	20
能量，kJ	307	灰分，g	1.3
蛋白质，g	6.4	维生素 A，μg	9
脂肪，g	0.8	维生素 E（总），mg	4.93

监测点：福建

缢蛏 Razor clam

缢蛏，又名蛏子、海蛏、土蛏、青子、竹蚶，属于帘蛤目、截蛏科、缢蛏属，学名为 *Sinonovacula constricta*，我国沿海均产，是浙江、福建等沿海省份的重要养殖品种。

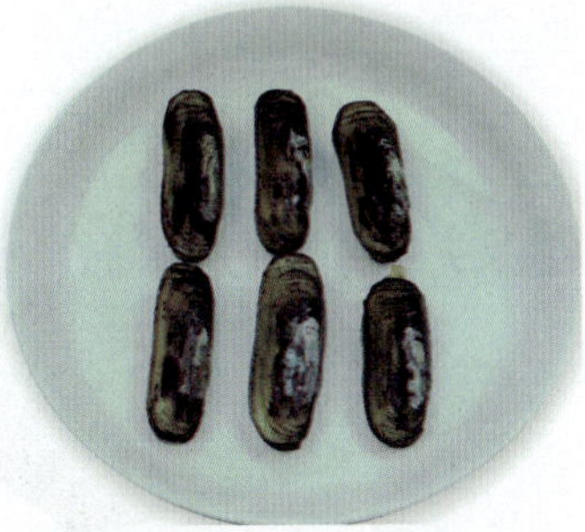

注：图中缢蛏体长约 5 cm，每只体重约 23 g

营养成分表

/100 g 可食部

项目	含量	项目	含量
食部，%	51.2	钙，mg	237
水分，g	83.0	磷，mg	239
能量，kJ	287	钠，mg	173
蛋白质，g	11.1	钾，mg	130
脂肪，g	1.5	镁，mg	38.6
碳水化合物，g	2.4	铁，mg	33.0
胆固醇，mg	34	锌，mg	1.55
灰分，g	2.5	铜，mg	0.41
维生素 A，μg	80	锰，mg	0.94
维生素 E（总），mg	1.90	硒，μg	46.1

监测点：福建、河南、浙江、江苏、天津、上海

栉江珧 Comb pen shell

栉江珧是人们常说的带子，属于贻贝目、江珧蛤科、栉江珧属，学名为 *Atrina pectinata*。栉江珧的别名很多，如江珧蛤、玉珧，因贝壳大，壳质薄韧，呈三角形，又称牛角江珧蛤、牛角蛤、牛耳螺、牛角蚶等，在我国黄海、东海、南海均有分布，广东、福建居多。

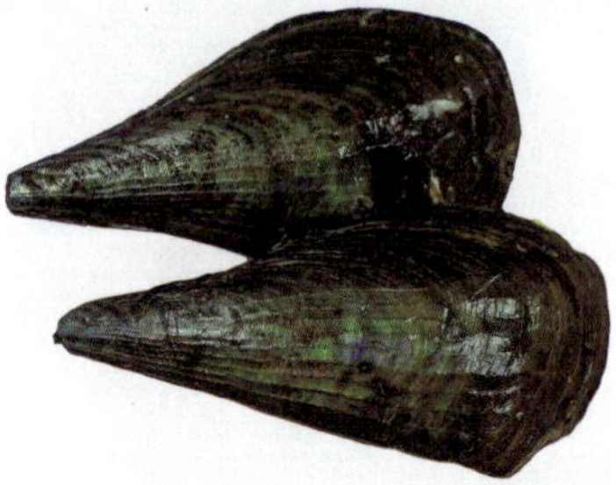

营养成分表

/100 g 可食部

项目	含量	项目	含量
食部，%	36.5	核黄素，mg	0.08
水分，g	81.4	钙，mg	24
能量，kJ	287	磷，mg	130
蛋白质，g	11.2	钠，mg	288
脂肪，g	0.5	钾，mg	342
碳水化合物，g	4.6	镁，mg	53
胆固醇，mg	5	铁，mg	1.7
灰分，g	2.4	锌，mg	23.42
维生素 A，μg	1	铜，mg	0.05
维生素 E（总），mg	1.24	锰，mg	0.06
硫胺素，mg	0.01		

监测点：福建、深圳

栉孔扇贝 Farrer's scallop

栉孔扇贝是贝壳较大、壳质坚硬的圆扇形贝类，常称为海扇、海扇贝、干贝蛤、法尔海扇蛤，属于珍珠贝目、扇贝科、栉孔扇贝属，学名为 *Mimachlamys farreri*，广泛分布于世界各大洋，是我国沿海重要的养殖品种。

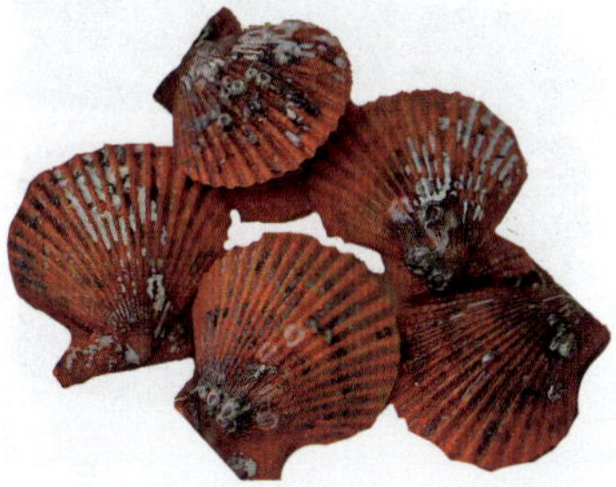

营养成分表

/100 g 可食部

项目	含量	项目	含量
食部，%	18.0	核黄素，mg	0.09
水分，g	86.4	钙，mg	56
能量，kJ	220	磷，mg	138
蛋白质，g	9.3	钠，mg	195
脂肪，g	0.3	钾，mg	193
碳水化合物，g	3.0	镁，mg	38
灰分，g	1.0	铁，mg	7.7
维生素 A，μg	Tr	锌，mg	2.05
维生素 E（总），mg	0.49	铜，mg	0.38
α-TE，mg	0.49	锰，mg	0.30
硫胺素，mg	Tr		

监测点：深圳

竹　蛏　Razor clam

竹蛏的贝壳较长，属于帘蛤目、竹蛏科、竹蛏属（*Solen*），主要包括的品种有长竹蛏和大竹蛏，我国沿海均产。

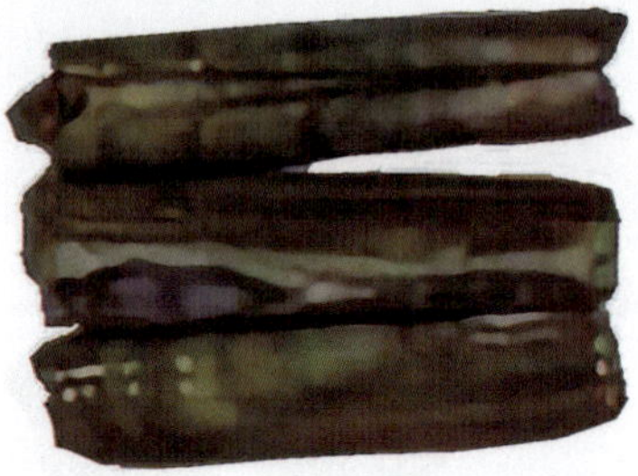

营养成分表

/100 g 可食部

项目	含量	项目	含量
食部，%	51.5	α-TE，mg	7.51
水分，g	82.1	钙，mg	147
能量，kJ	281	磷，mg	204
蛋白质，g	12.4	钠，mg	300
脂肪，g	0.8	钾，mg	281
碳水化合物，g	2.4	镁，mg	54
胆固醇，mg	6	铁，mg	15.1
灰分，g	2.4	锌，mg	1.20
维生素 A，μg	Tr	铜，mg	0.26
维生素 E（总），mg	7.83	锰，mg	0.30

监测点：江苏、浙江

紫贻贝 Blue mussel

紫贻贝的贝壳呈楔形，壳质较轻薄，又称紫壳菜蛤、海虹，南方地区会将晒干的紫贻贝称为淡菜。紫贻贝属于贻贝目、贻贝科、贻贝属，学名为 *Mytilus galloprovincialis*，我国黄海、渤海沿岸，辽宁、浙江、福建等沿海地区均可见。

营养成分表

/100 g 可食部

项目	含量	项目	含量
食部，%	34.3	钙，mg	49
水分，g	75.5	磷，mg	94
能量，kJ	435	钠，mg	226
蛋白质，g	14.6	钾，mg	146
脂肪，g	2.1	镁，mg	46
碳水化合物，g	6.3	铁，mg	8.6
胆固醇，mg	38	锌，mg	2.91
灰分，g	1.4	铜，mg	0.73
维生素 A，μg	152	锰，mg	0.39
维生素 E（总），mg	4.82	硒，μg	71.5

监测点：福建、浙江、广东

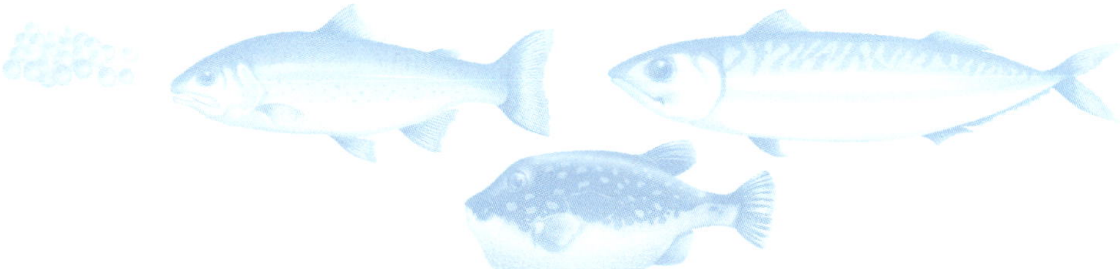

螺
Snails

鲍鱼 Abalone

鲍，又称石决明、海耳（sea-ear），是属于原始腹足目、鲍螺科、鲍螺属（*Haliotis*）的海洋软体动物，品种很多。为了便于保存，常会进行淡干处理。

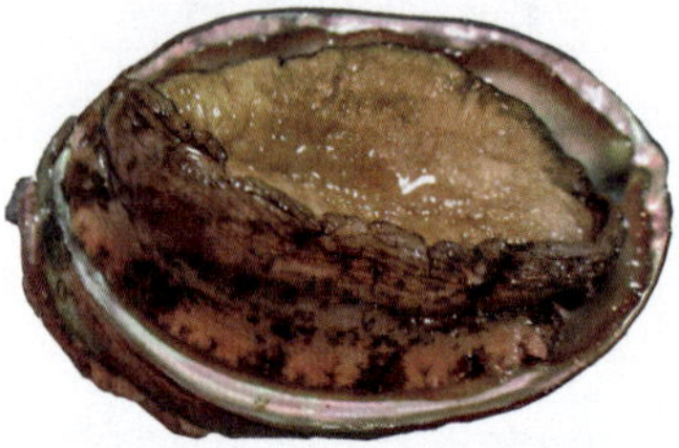

营养成分表

/100 g 可食部

项目	含量			项目	含量		
	鲍鱼	鲍鱼（半干）	鲍鱼（干）		鲍鱼	鲍鱼（半干）	鲍鱼（干）
食部，%	42.0	100.0	100.0	钙，mg	34	147	60
水分，g	77.5	60.8	17.4	磷，mg	134	15	265
能量，kJ	359	609	282	钠，mg	462	1390	3796
蛋白质，g	13.0	26.4	45.5	钾，mg	300	38	4060
脂肪，g	0.6	0.8	1.5	镁，mg	73	76	129
碳水化合物，g	6.9	7.7	18.7	铁，mg	5.2	8.2	7.7
灰分，g	2.0	4.3	10.9	锌，mg	0.93	2.17	3.50
维生素 A，μg	2	Tr	Tr	铜，mg	0.94	0.85	1.21
维生素 E（总），mg	0.17	Tr	0.92	锰，mg	0.03	0.25	0.27
α-TE，mg	0.17	Tr	0.81				

监测点：广东（含深圳）、辽宁、上海

盘鲍螺 Disk abalone

盘鲍螺属于原始腹足目、鲍螺科、鲍螺属，是我国产量相对较高的鲍鱼品种之一，尤其是北方沿海地区，如山东、辽宁等地。盘鲍螺因贝壳较大呈椭圆形，表面现绿黑色，又称皱纹盘鲍、盘大鲍、翡翠鲍，学名为 *Haliotis discus*。

营养成分表

/100 g 可食部

项目	含量	项目	含量
食部，%	49.5	磷，mg	12
水分，g	76.3	钠，mg	363
能量，kJ	389	钾，mg	235
蛋白质，g	17.2	镁，mg	41
脂肪，g	0.7	铁，mg	12.1
碳水化合物，g	4.2	锌，mg	1.65
胆固醇，mg	156	铜，mg	0.54
灰分，g	1.7	锰，mg	0.04
钙，mg	35	硒，μg	18.8

监测点：广东、北京

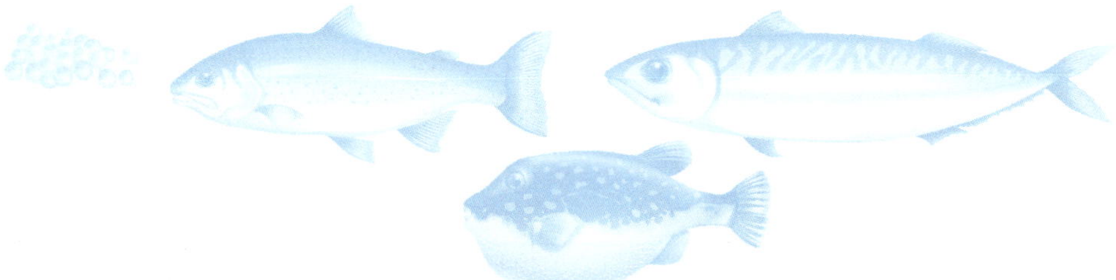

杂色鲍 Small abalone

杂色鲍又称九孔螺，是原始腹足目、鲍螺科、鲍螺属中产量较高的一个品种，体型相对较小，学名为 *Haliotis diversicolor*，主要产于东南沿海，色彩多变，也被称为珍珠鲍。

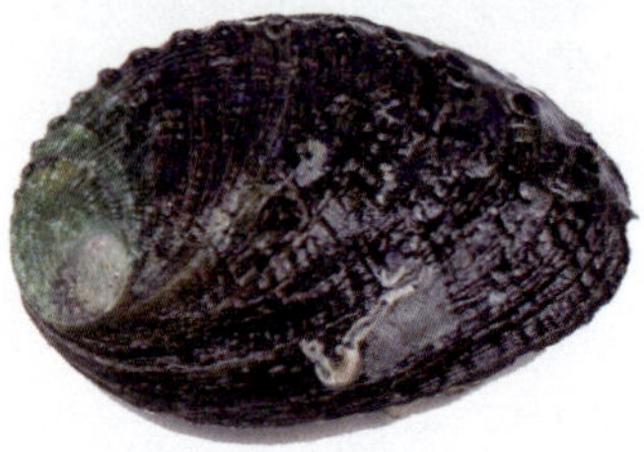

营养成分表

/100 g 可食部

项目	含量	项目	含量
食部，%	50.5	α-TE，mg	0.50
水分，g	79.4	钙，mg	26
能量，kJ	342	磷，mg	136
蛋白质，g	14.0	钠，mg	290
脂肪，g	0.8	钾，mg	181
碳水化合物，g	4.4	镁，mg	51
胆固醇，mg	98	铁，mg	7.2
灰分，g	1.5	锌，mg	1.06
维生素 A，μg	Tr	铜，mg	1.12
维生素 E（总），mg	0.70	锰，mg	0.10

监测点：福建、浙江

扁玉螺 Hepatic moon shell

扁玉螺的贝壳呈半球形，又称大玉螺、面包螺、香螺、肚脐螺，属于中腹足目、玉螺科、扁玉螺属，学名为 *Glossaulax didyma*。我国沿海均产，北方较多。

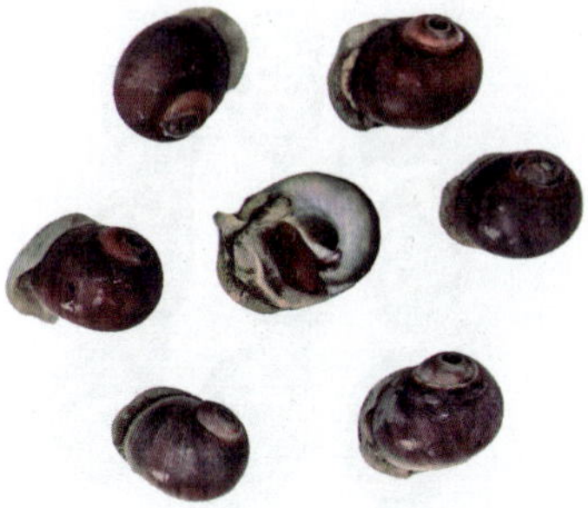

营养成分表

/100 g 可食部

项目	含量	项目	含量
食部，%	46.0	α-TE，mg	1.12
水分，g	71.6	钙，mg	486
能量，kJ	441	磷，mg	169
蛋白质，g	20.2	钠，mg	241
脂肪，g	2.0	钾，mg	278
碳水化合物，g	1.4	镁，mg	133
胆固醇，mg	67	铁，mg	8.9
灰分，g	4.8	锌，mg	2.38
维生素 A，μg	Tr	铜，mg	1.11
维生素 E（总），mg	1.12	锰，mg	0.87

监测点：浙江

方斑东风螺 Areola babylon

东风螺在广东俗称花螺、海猪螺、南风螺，属于新腹足目、蛾螺科、东风螺属。方斑东风螺呈长卵形，壳面具有长方形的紫褐或红褐色斑块，又名象牙凤螺，学名为 *Babylonia areolata*，常见于我国东南沿海等温热带海域。

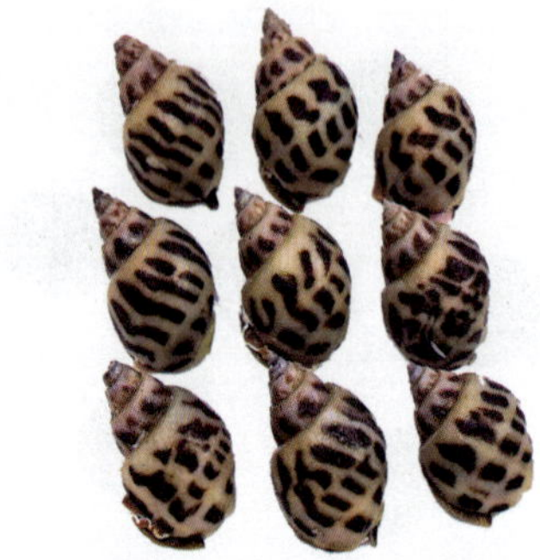

注：图中螺每只体重约 12 g

营养成分表

/100 g 可食部

项目	含量	项目	含量
食部，%	26.3	核黄素，mg	0.39
水分，g	74.0	钙，mg	206
能量，kJ	406	磷，mg	109
蛋白质，g	16.7	钠，mg	217
脂肪，g	0.3	钾，mg	322
碳水化合物，g	6.6	镁，mg	235
胆固醇，mg	127	铁，mg	1.8
灰分，g	2.5	锌，mg	1.18
维生素 A，μg	19	铜，mg	0.18
维生素 E（总），mg	0.21	锰，mg	0.07
硫胺素，mg	0.01	硒，μg	45.7

监测点：广东（含深圳）

福寿螺 Applesnail

福寿螺，又称大瓶螺，属于中腹足目、苹果螺科（也称瓶螺科）、瓶螺属，为淡水螺，学名为 *Pomacea canaliculata*。福寿螺体型比田螺大，原产于南美洲，后引入我国，多群栖于池边浅水区，繁殖力很强，食用时注意彻底熟制。

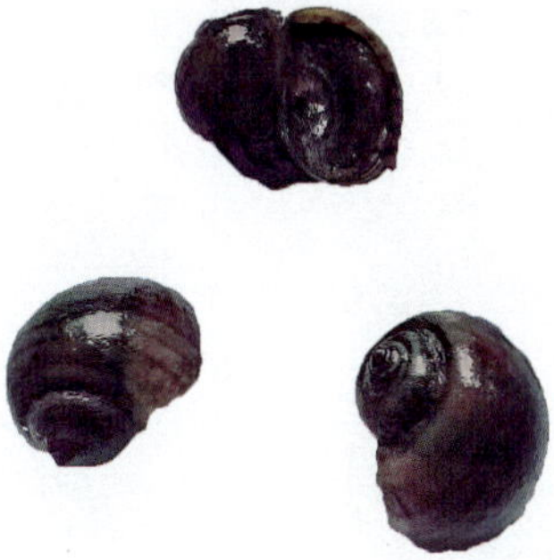

营养成分表

/100 g 可食部

项目	含量	项目	含量
食部，%	39.0	钙，mg	826
水分，g	81.6	磷，mg	306
能量，kJ	259	钠，mg	68
蛋白质，g	14.2	钾，mg	94
脂肪，g	0.3	镁，mg	205
碳水化合物，g	0.4	铁，mg	10.5
胆固醇，mg	30	锌，mg	1.42
灰分，g	3.5	铜，mg	1.26
维生素 A，μg	Tr	锰，mg	2.01
维生素 E（总），mg	0.67		

监测点：四川

龟　足　Goose barnacle

龟足，古称石蜐，其头部由八块尖利的壳板包裹而成，因此俗称观音掌、海鸡脚、笔架、佛手贝、鬼瓜螺、鸡冠贝等，属于铠茗荷目、指茗荷科、龟足属，学名为 *Capitulum mitella*，多见于我国东海、南海沿海。

营养成分表

/100 g 可食部

项目	含量	项目	含量
食部，%	24.0	α-TE，mg	1.01
水分，g	88.5	钙，mg	188
能量，kJ	244	磷，mg	92
蛋白质，g	12.8	钠，mg	223
脂肪，g	0.7	钾，mg	91
碳水化合物，g	Tr	镁，mg	66
胆固醇，mg	68	铁，mg	6.9
灰分，g	1.4	锌，mg	9.25
维生素 A，μg	0	铜，mg	0.05
维生素 E（总），mg	1.09	锰，mg	0.22

监测点：浙江

红　螺　Oyster drill

海螺（sea snail）泛指生长于海水中的螺，我国黄海、渤海有丰富的资源且品种繁多。红螺是其中较为常见的一种，又名皱红螺，或角洎螺，玻螺、假猎螺，贝壳形状似梨、较为坚实，属于新腹足目、骨螺科、红螺属，学名为 *Rapana bezoar*，主要分布于东海、南海。

营养成分表

/100 g 可食部

项目	含量	项目	含量
食部，%	38.0	α-TE，mg	8.53
水分，g	63.2	钙，mg	208
能量，kJ	590	磷，mg	568
蛋白质，g	18.7	钠，mg	179
脂肪，g	0.6	钾，mg	216
碳水化合物，g	14.7	镁，mg	217
胆固醇，mg	58	铁，mg	9.4
灰分，g	2.9	锌，mg	9.20
维生素 A，μg	Tr	铜，mg	0.44
维生素 E（总），mg	8.71	锰，mg	0.20

监测点：江苏、天津

嫁 蝛 Limpet

嫁蝛的贝壳呈笠形，周缘呈长卵圆形，又称帽贝、嫁帽螺、盖笠螺、花笠螺，舟山地区也称之为胭脂盏，属于原始腹足目、帽贝科、嫁蝛属，学名为 *Cellana toreuma*，我国海岸以及舟山各岛屿均有分布。

营养成分表

/100 g 可食部

项目	含量	项目	含量
食部，%	18.0	α-TE，mg	1.84
水分，g	81.2	钙，mg	55
能量，kJ	328	磷，mg	109
蛋白质，g	18.0	钠，mg	193
脂肪，g	0.6	钾，mg	171
碳水化合物，g	Tr	镁，mg	50
胆固醇，mg	154	铁，mg	10.5
灰分，g	1.3	锌，mg	0.72
维生素 A，μg	Tr	铜，mg	0.03
维生素 E（总），mg	1.93	锰，mg	0.04

监测点：浙江

荔枝螺 Rock shell

荔枝螺是体型偏小的岩螺，贝壳表面象荔枝一样具有结节或瘤状的棘状突起，属于新腹足目、骨螺科、荔枝螺属（*Thais*）。荔枝螺的品种很多，如疣荔枝螺，我国沿海均有分布。

营养成分表

/100 g 可食部

项目	含量	项目	含量
食部，%	17.0	α-TE，mg	0.66
水分，g	78.3	钙，mg	169
能量，kJ	360	磷，mg	152
蛋白质，g	11.8	钠，mg	214
脂肪，g	1.1	钾，mg	174
碳水化合物，g	7.0	镁，mg	112
胆固醇，mg	168	铁，mg	3.7
灰分，g	1.8	锌，mg	6.28
维生素 A，μg	Tr	铜，mg	2.12
维生素 E（总），mg	0.95	锰，mg	0.17

监测点：浙江

泥 螺 Mud snail

泥螺，又称黄泥螺，其贝壳不能包被全身，属于头楯目、长葡萄螺科、泥螺属，学名为 *Bullacta exarata*，广泛分布于我国沿海。

营养成分表

/100 g 可食部

项目	含量	项目	含量
食部，%	58.0	钙，mg	52
水分，g	89.7	磷，mg	70
能量，kJ	161	钠，mg	170
蛋白质，g	7.5	钾，mg	86
脂肪，g	0.6	镁，mg	83.0
碳水化合物，g	0.7	铁，mg	21.5
胆固醇，mg	70	锌，mg	1.68
灰分，g	1.7	铜，mg	14.81
维生素 A，μg	Tr	锰，mg	1.64
维生素 E（总），mg	0.2		

监测点：浙江、上海

石田螺 Freshwater snail

石田螺属于中腹足目、田螺科、石田螺属，学名为 *Sinotaia quadrata*，在我国淡水湖泊、池沼中广泛分布。江浙沪一带餐桌上的螺蛳多为此类田螺，也称方形环棱螺、方田螺、湖螺、石螺、豆田螺、金螺。

营养成分表

/100 g 可食部

项目	含量*	项目	含量*
食部，%	21.0	磷，mg	114
水分，g	74.0	钠，mg	47
能量，kJ	391	钾，mg	96
蛋白质，g	17.0	镁，mg	235
脂肪，g	0.7	铁，mg	5.4
碳水化合物，g	4.5	锌，mg	5.16
胆固醇，mg	118	铜，mg	1.26
灰分，g	3.8	锰，mg	1.15
钙，mg	2288		

* 表格内为焯熟后样品的成分数据

监测点：上海

中华圆田螺 Chinese mystery snail

田螺味道鲜美，经常出现于人们的餐桌上。从种属来看，市场上较为常见的为中华圆田螺，贝壳呈现圆锥塔螺状，属于中腹足目、田螺科、圆田螺属，学名为 *Cipangopaludina chinensis*，我国各淡水水域均有分布。

营养成分表

/100 g 可食部

项目	含量	项目	含量
食部，%	28.0	硫胺素，mg	Tr
水分，g	78.2	核黄素，mg	0.06
能量，kJ	312	钙，mg	1262
蛋白质，g	14.9	磷，mg	169
脂肪，g	0.3	钠，mg	30
碳水化合物，g	2.8	钾，mg	86
胆固醇，mg	69	镁，mg	157
灰分，g	3.8	铁，mg	14.1
维生素 A，μg	1	锌，mg	4.57
维生素 E（总），mg	1.17	铜，mg	1.65
α-TE，mg	0.32	锰，mg	1.84

监测点：安徽、湖南、云南、四川

其 他 类

Others

不能包括在前面各类中的水产动物归于此类，主要包括：

头足类：乌贼目、枪形目

棘皮类：盾手目（参）

爬行类：龟鳖目

两栖类：无尾目（蛙）

星虫类：星虫

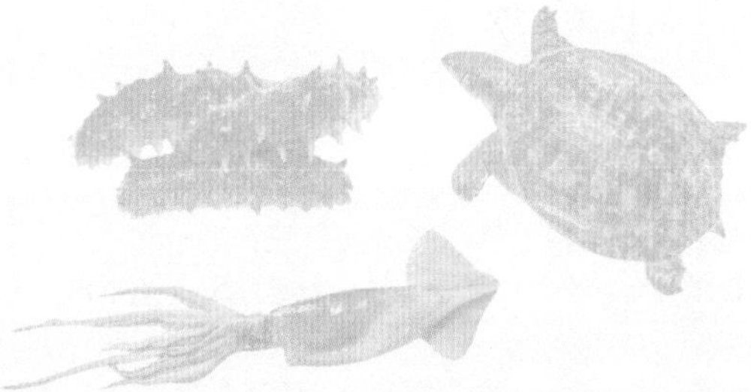

头足类
Cephalopods

金乌贼 Cuttlefish

金乌贼是乌贼或乌鲗的学名，又称墨鱼、乌鱼、墨斗鱼、花枝，属于乌贼目、乌贼科、乌贼属，学名为 *Sepia esculenta*，我国沿海均产，以渤海、黄海居多。

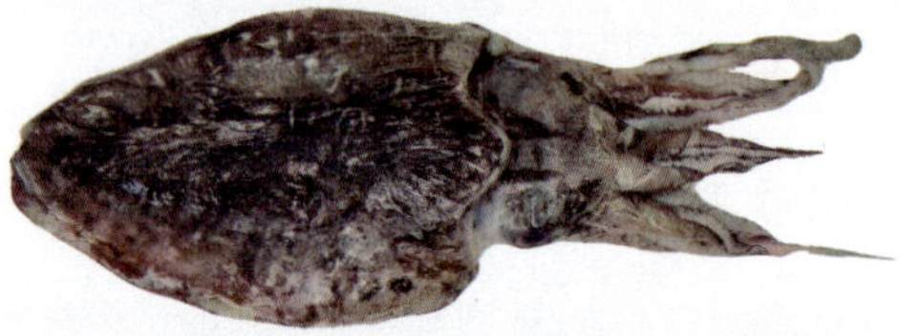

营养成分表

/100 g 可食部

项目	含量		项目	含量	
	乌贼（鲜）	乌贼（干）		乌贼（鲜）	乌贼（干）
食部，%	60.0	100.0	α-TE，mg	1.18	6.39
水分，g	84.1	24.3	钙，mg	15	—
能量，kJ	289	811	磷，mg	144	586
蛋白质，g	13.4	42.8	钠，mg	438	5222
脂肪，g	0.7	1.7	钾，mg	132	513
碳水化合物，g	1.8	2.5	镁，mg	38	147
胆固醇，mg	207	350	铁，mg	0.2	23.8
灰分，g	1.6	32.0	锌，mg	1.44	1.42
维生素 A，μg	6	Tr	铜，mg	0.90	5.70
维生素 E（总），mg	1.24	6.73	锰，mg	Tr	0.24

监测点：广西、浙江、天津、上海、辽宁

中国枪鱿 Loliginid squid

中国枪鱿或称中国尾枪鱿，是人们熟知的鱿鱼、柔鱼、句公，也称为枪乌贼、锁管、火箭鱿等，属于枪形目、枪鱿科、尾枪鱿属，学名为 *Uroteuthis chinensis*，主要分布于我国渤海、东海、南海北部湾。

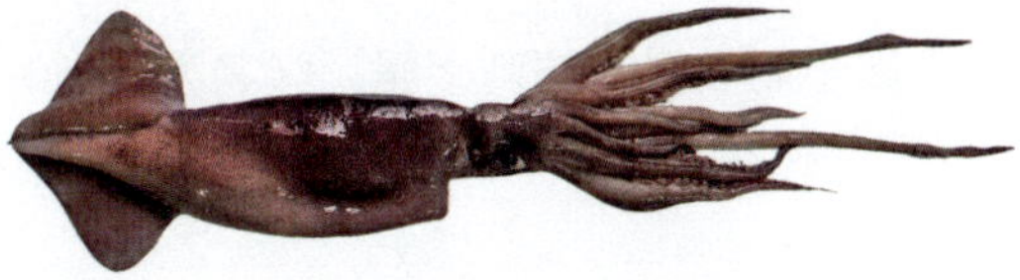

营养成分表

/100 g 可食部

项目	含量		项目	含量	
	鱿鱼	鱿鱼须		鱿鱼	鱿鱼须
食部，%	75.4	100.0	钙，mg	23	22
水分，g	79.3	80.8	磷，mg	172	20
能量，kJ	335	306	钠，mg	550	534
蛋白质，g	16.5	15.9	钾，mg	178	165
脂肪，g	0.9	0.7	镁，mg	41	52
碳水化合物，g	1.3	0.6	铁，mg	0.6	0.3
胆固醇，mg	159	232	锌，mg	2.90	1.84
灰分，g	2.1	2.0	铜，mg	0.27	0.34
维生素 A，μg	11	60	锰，mg	0.15	0.03
维生素 E（总），mg	1.63	1.65			

监测点：广西、江苏、天津、浙江、海南、河南、广东（含深圳）

棘皮类
Echinoderms

刺　参　Sea cucumber

海参泛指海参纲的棘皮动物，分属6个目，西太平洋海区是世界上海参种类最多、资源量最大的区域之一，其中盾手目海参科、刺参科的品种较为常见，分别分布于我国南方和北方水域，有机会的话关于海参的营养成分数据应该单独成册。

北方市场上的海参多为产自山东半岛至辽东半岛沿海海域的刺参，又称辽参、灰刺参、海鼠等，属于刺参科、仿刺参属，学名为 *Apostichopus japonicus*。

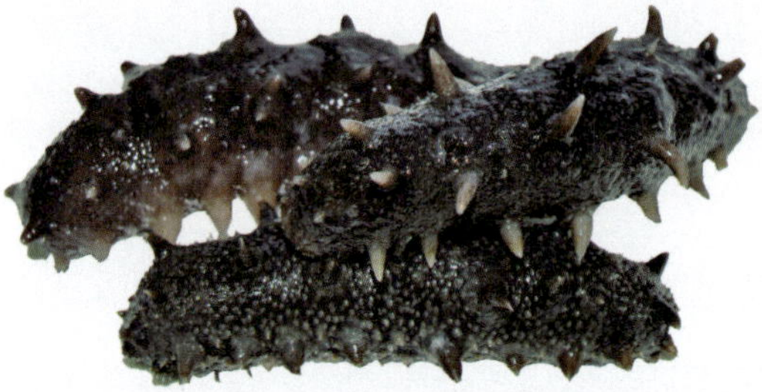

营养成分表

/100 g 可食部

项目	含量	项目	含量
食部，%	100.0	灰分，g	0.5
水分，g	92.0	钙，mg	75
能量，kJ	130	钾，mg	5
蛋白质，g	6.3	铁，mg	4.7
脂肪，g	0.1	锌，mg	0.34
碳水化合物，g	1.1		

监测点：北京

龟鳖类
Testudines

龟鳖属于爬行纲龟鳖目的动物，通常可以在陆上及淡水水域生活，亦有长时间在海中生活的海龟。因龟鳖属于长寿的动物，故在我国的饮食文化中常有特别的寓意。

乌 龟 Chinese three-keeled pond turtle

乌龟广义上是龟鳖目动物的统称，狭义上仅指地龟科、拟水龟属的乌龟，即人们常说的中华龟，又称草龟、金龟，学名为 *Mauremys reevesii*，我国各地江河、湖泊、池塘均有养殖，尤其长江中下游的南方流域产量较高。野生乌龟是国家二级重点保护动物。

营养成分表

/100 g 可食部

项目	含量		项目	含量	
	龟肉	龟板		龟肉	龟板
食部，%	100.0	28.0	钙，mg	8	10
水分，g	63.2	38.6	磷，mg	152	80
能量，kJ	1034	1927	钠，mg	87	71
蛋白质，g	14.5	9.9	钾，mg	114	26
脂肪，g	21.1	44.4	镁，mg	16	8
碳水化合物，g	0.4	6.8	铁，mg	1.6	1.4
胆固醇，mg	69	224	锌，mg	1.94	0.89
灰分，g	0.8	0.3	铜，mg	0.37	0.24
维生素 A，μg	Tr	Tr	锰，mg	0.03	0.03
维生素 E（总），mg	1.07	1.16			

监测点：云南

中华鳖 Chinese soft-shell turtle

目前市场上的鳖为中华鳖的养殖品种，又称甲鱼、团鱼、王八、水鱼，属于龟鳖目、鳖科、鳖属，学名为 *Pelodiscus sinensis*，除西藏和青海外，目前各省均有养殖，尤以湖南、湖北、江西、安徽、江苏等地产量较高。

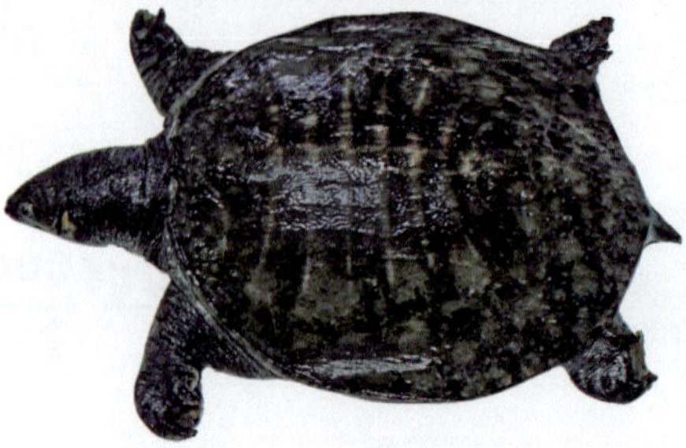

营养成分表

/100 g 可食部

项目	含量			
	鳖	鳖肉	龟板	裙边
食部，%	46.3	100.0	43.0	100.0
水分，g	58.8	66.1	55.7	76.7
能量，kJ	903	822	1311	393
蛋白质，g	21.0	14.3	10.6	21.5
脂肪，g	11.1	12.8	28.5	0.6
碳水化合物，g	8.0	6.2	4.5	0.3
胆固醇，mg	74	101	215	138
灰分，g	1.1	0.6	0.7	0.9
维生素 A，μg	42	Tr	Tr	Tr
维生素 E（总），mg	1.10	0.38	0.41	0.21
钙，mg	328	8	48	23
磷，mg	188	112	172	120
钠，mg	89	79	84	115
钾，mg	171	96	51	13
镁，mg	17	13	8	2
铁，mg	1.6	1.1	1.4	0.1
锌，mg	1.86	1.27	0.99	0.12
铜，mg	0.20	0.36	0.24	0.11
锰，mg	0.10	0.03	0.03	0.03

监测点：湖北、湖南、辽宁、天津、四川、云南

蛙类
Frogs

蛙属于两栖纲无尾目的动物。因通常在淡水中繁殖生活，因此作为水产进行管理，也常作为餐桌上的美食。蛙的品种很多，市场上常见的食用蛙有牛蛙、青蛙、林蛙等，肉质鲜美、细嫩，已在很多地区有所养殖。考虑到食品安全，应避免食用野生蛙。

黑斑蛙 Dark-spotted frog

黑斑蛙或黑斑侧褶蛙，是四川等地常见的体型较小的青蛙，属于无尾目、蛙科、侧褶蛙属，学名为 *Pelophylax nigromaculata*，在我国各地湖泊、池边多有养殖。

营养成分表

/100 g 可食部

项目	含量	项目	含量
食部，%	41.0	碳水化合物，g	0.1
水分，g	65.1	胆固醇，mg	82
能量，kJ	593	维生素 A，μg	Tr
蛋白质，g	32.4	维生素 E（总），mg	0.44
脂肪，g	1.1		

监测点：四川

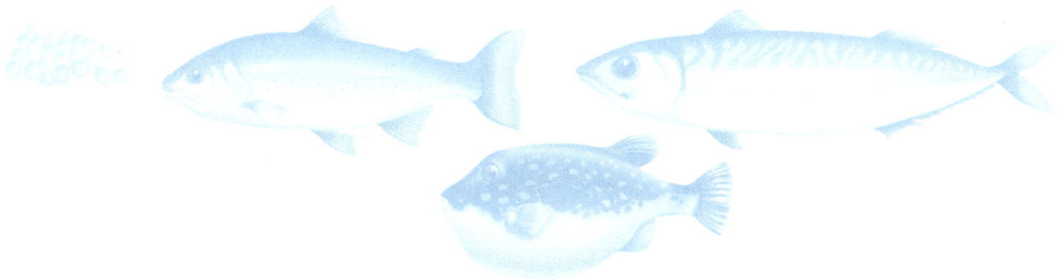

林　蛙　Wood frog

林蛙属于无尾目、蛙科、林蛙属（*Rana*），我国各地比较常见的品种有中国林蛙，在北方地区也有地域属性较强的东北林蛙、黑龙江林蛙等，又称哈什蟆、雪蛤。

营养成分表

/100 g 可食部

项目	含量		项目	含量	
	林蛙肉	林蛙卵		林蛙肉	林蛙卵
食部，%	100.0	100.0	硫胺素，mg	Tr	0.02
水分，g	75.9	54.1	核黄素，mg	0.34	0.13
能量，kJ	403	880	钙，mg	115	23
蛋白质，g	22.6	35.0	磷，mg	242	567
脂肪，g	0.5	7.7	钠，mg	118	112
碳水化合物，g	Tr	Tr	钾，mg	97	73
胆固醇，mg	72	399	镁，mg	19	3
灰分，g	1.0	4.2	铁，mg	2.1	4.1
维生素 A，μg	3	73	锌，mg	1.78	3.00
维生素 E（总），mg	1.26	6.78	铜，mg	0.72	1.15
α-TE，mg	1.19	6.55	锰，mg	0.50	0.11

监测点：辽宁

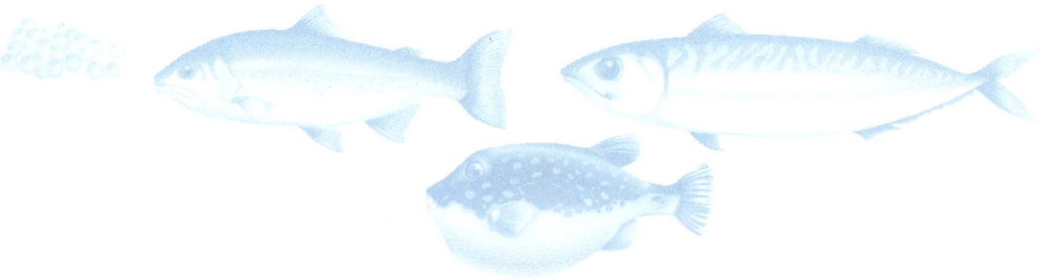

牛　蛙　Bullfrog

牛蛙，又名喧蛙、菜蛙，属于无尾目、蛙科、木蛙属，学名为 *Lithobates catesbeianus*。原产于北美洲地区，后引入我国，因此也称为美国牛蛙、北美牛蛙，现四川、重庆、广西、湖南、湖北、新疆、云南、浙江、福建、江西、广东、湖南等地均有养殖。牛蛙个体硕大、产量较高。

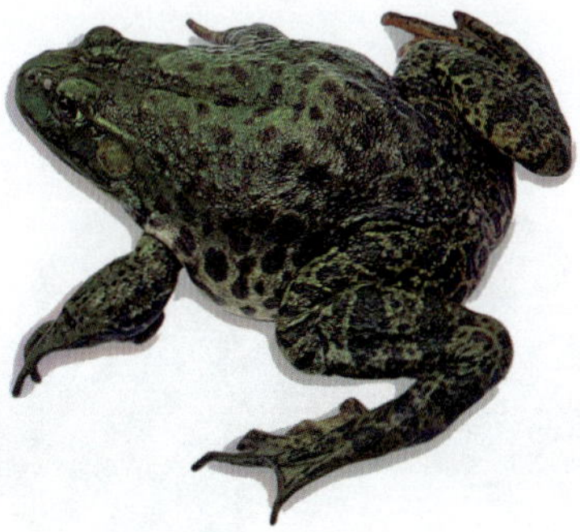

注：图中蛙体长约 11 cm，体重约 240 g

营养成分表

/100 g 可食部

项目	含量	项目	含量
食部，%	59.7	钙，mg	52
水分，g	71.8	磷，mg	142
能量，kJ	467	钠，mg	74
蛋白质，g	26.4	钾，mg	308
脂肪，g	0.3	镁，mg	22
碳水化合物，g	0.4	铁，mg	1.6
胆固醇，mg	58	锌，mg	1.29
灰分，g	1.1	铜，mg	0.16
维生素 A，μg	Tr	锰，mg	0.03
维生素 E（总），mg	Tr		

监测点：湖北、云南、四川

星虫类
Sipunculans

裸体方格星虫 Sand worm

裸体方格星虫是生活中常说的沙虫，又称土笋、沙肠子，方格星虫目、星虫科、方格星虫属，学名为 *Sipunculus nudus*。分布于暖洋水域，我国福建、广东、广西、海南和台湾沿海均产。广西是裸体方格星虫的主要产地，其中以北海著称。

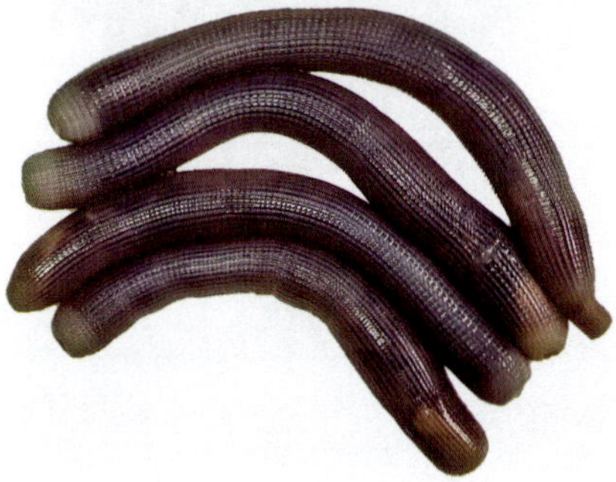

营养成分表

/100 g 可食部

项目	含量	项目	含量
食部，%	42.0	核黄素，mg	0.03
水分，g	86.8	钙，mg	10
能量，kJ	307	磷，mg	219
蛋白质，g	11.9	钠，mg	94
脂肪，g	2.8	钾，mg	425
碳水化合物，g	Tr	镁，mg	19
灰分，g	1.2	铁，mg	2.0
维生素 E（总），mg	0.16	锌，mg	0.47
α-TE，mg	0.06	铜，mg	0.07
硫胺素，mg	0.02	锰，mg	0.04

监测点：广西

附录一 水产食物中的 DHA 和 EPA*

g/100 g 可食部

名称	c20：5n3c（EPA）	c22：6n3c（DHA）	DHA+EPA
马鲛鱼			
—斑点马鲛（肥）	2.22	Tr	2.22
—康氏马鲛鱼	0.22	0.63	0.84
—干制	0.49	1.43	1.92
小黄鱼	0.50	1.02	1.52
银鱼［面条鱼］	0.51	0.82	1.33
秋刀鱼	Tr	1.31	1.31
二长棘犁齿鲷［红鲶鱼］	0.39	0.77	1.16
鳘	0.38	0.71	1.08
林蛙（卵）	0.49	0.57	1.06
大口黑鲈	0.09	0.38	0.47
—鱼腹（肉）	0.20	0.80	1.00
—鱼背（肉）	0.05	0.10	0.15
大麻哈鱼（肉）	0.39	0.54	0.93
中华绒螯蟹［河蟹］	0.25	0.28	0.54
—公蟹（肉）	Tr	Tr	Tr
—母蟹（肉）	Tr	0.12	0.12
—蟹膏	0.37	0.54	0.91
—蟹黄	0.51	0.38	0.90
黄鳍棘鲷	0.35	0.54	0.88
六齿金线鱼	0.20	0.68	0.88
龟鲮［梭鱼］	0.50	0.27	0.77
布氏鲳鲹［金鲳鱼］	0.13	0.63	0.76
日本鲭［鲐鱼、青鲐鱼］	0.75	Tr	0.75
拟沙丁鱼	0.41	0.32	0.73
金乌贼［墨鱼］	Tr	0.01	0.01
—鱼干	0.24	0.48	0.72
鱵鱼	0.20	0.40	0.60
梅童鱼	Tr	0.54	0.54

续表

名称	c20：5n3c（EPA）	c22：6n3c（DHA）	DHA+EPA
褐篮子鱼	0.12	0.37	0.49
点带石斑鱼	0.18	0.29	0.48
小沙丁鱼	0.46	Tr	0.46
金钩虾	0.12	0.26	0.38
长吻鮠［鮰鱼］	0.09	0.26	0.36
黄金鲈［金桂鱼］	0.04	0.30	0.34
鲻鱼［乌头鱼］	0.18	0.15	0.33
金钱鱼	0.06	0.27	0.33
银鲳鱼［平鱼］	0.04	0.27	0.32
黄颡鱼［戈牙鱼、黄鳍鱼］	0.06	0.25	0.31
鳙鱼［胖头鱼、花鲢鱼］	0.20	0.10	0.30
—鱼背（肉）	0.04	0.05	0.09
赤魟	0.05	0.23	0.28
多鳞鱚［船丁鱼］	0.15	0.12	0.27
大菱鲆［多宝鱼］	0.08	0.18	0.26
海蟹			
—公蟹	0.05	0.06	0.11
—母蟹	Tr	0.25	0.25
红星梭子蟹（熟）	0.14	0.10	0.24
红鳍笛鲷［红鱼］	0.06	0.16	0.22
大西洋鲑［三文鱼］	0.07	0.15	0.21
罗氏沼虾	0.13	0.09	0.21
贝加尔雅罗鱼	Tr	0.20	0.20
枪鱿［鱿鱼］	0.03	0.16	0.19
—鱿鱼须	Tr	Tr	Tr
海鳗	Tr	0.19	0.19
鲶鱼	0.06	0.12	0.19
鳜鱼［桂鱼、花鲫鱼］	0.03	0.15	0.18
乌鳢	0.02	0.16	0.18
波龙龙虾	Tr	0.18	0.18
日本沼虾	0.12	0.06	0.18
刀额新对虾［基围虾］	0.09	0.08	0.17
泥鳅	0.06	0.11	0.17

续表

名称	c20：5n3c（EPA）	c22：6n3c（DHA）	DHA+EPA
带鱼	0.03	0.13	0.17
近江牡蛎［海蛎子］	0.10	0.06	0.16
鲫鱼	0.04	0.12	0.16
鲢鱼	0.07	0.09	0.16
升金湖青虾	Tr	0.15	0.15
海湾扇贝	0.06	0.09	0.15
博氏鲶［巴沙鱼］	Tr	0.15	0.15
镜鲤	0.07	0.08	0.15
牛角江珧蛤	0.05	0.10	0.15
毛鳞鱼	0.03	0.12	0.15
鲟鱼	0.03	0.11	0.14
泥蚶	0.06	0.07	0.13
文蛤［花蛤］	0.06	0.06	0.12
翘嘴鲌	0.02	0.10	0.12
青蛤	Tr	0.12	0.12
菲律宾蛤仔［帘蛤、花蛤］	0.04	0.08	0.12
牛蛙	0.02	0.09	0.11
锯缘青蟹	0.06	0.05	0.11
金鳟鱼	0.02	0.09	0.11
花鲈［海鲈］	0.04	0.07	0.10
栉孔扇贝	0.03	0.07	0.10
中国明对虾［明虾］	0.06	0.03	0.10

*本表格仅根据监测样品列出部分水产动物中DHA和EPA的含量水平，其他脂肪含量较低且DHA+EPA未检出的结果未一一列出。受到生存环境、喂养饲料等因素的影响，不同产地、不同品种间含量水平会存在一定波动

附录二 食物归类索引表

类别	目	科	属	中文名	水域	页码
鱼类	鲽形目	菱鲆科	菱鲆属	大菱鲆	海水	43
		舌鳎科	舌鳎属	宽体舌鳎	海水	100
	鲱形目	鲱科	拟沙丁鱼属	拟沙丁鱼	海水	90
			鲥属	鲥	海水	102
			小沙丁鱼属	小沙丁鱼	海水	110
		锯腹鳓科	鳓属	鳓	海水	72
	狗鱼目	狗鱼科	狗鱼属	黑斑狗鱼	淡水	51
	鲑形目	鲑科	白鲑属	乌苏里白鲑	淡水	26
			大麻哈鱼属	大麻哈鱼	淡水	42
			钩吻鲑属	虹鳟	淡水	56
			鲑属	大西洋鲑	海水	52
			细鳞鲑属	细鳞鲑	淡水	112
			哲罗鲑属	哲罗鲑	淡水	121
	合鳃鱼目	合鳃鱼科	黄鳝属	黄鳝	淡水	62
	颌针鱼目	竹刀鱼科	秋刀鱼属	秋刀鱼	海水	96
	胡瓜鱼目	胡瓜鱼科	公鱼属	池沼公鱼	淡水	50
			毛鳞鱼属	毛鳞鱼	海水	88
		银鱼科	新银鱼属	银鱼	淡水	119
	鲤形目	鲤科	白鱼属	鳡浪白鱼	淡水	70
			鳊属	鳊	淡水	30
			鳌属	鳌	淡水	32
			草鱼属	草鱼	淡水	33
			大吻鱥属	尖头大吻鱥	淡水	45
				拉氏大吻鱥	淡水	44
			倒刺鲃属	中华倒刺鲃	淡水	124
			丁鱥属	丁鱥	淡水	47
			鳡属	鳡	淡水	49
			原鲌属	红鳍原鲌	淡水	55
			鲭属	花鲭	淡水	57

续表

类别	目	科	属	中文名	水域	页码
鱼类			鲫属	鲫	淡水	66
			鲤属	鲤	淡水	73
			鲢属	鲢	淡水	77
			裸鲤属	裸鲤	淡水	76
			麦穗鱼属	麦穗鱼	淡水	86
			裂腹鱼属	齐口裂腹鱼	淡水	93
			鲌属	翘嘴鲌	淡水	94
			青鱼属	青鱼	淡水	95
			蛇鮈属	蛇鮈	淡水	101
			唐鱼属	唐鱼	淡水	106
			鲂属	团头鲂	淡水	107
			雅罗鱼属	贝加尔雅罗鱼	淡水	115
				瓦氏雅罗鱼	淡水	115
			鲴属	细鳞鲴	淡水	112
			鳙属	鳙	淡水	120
			原鲌属	红鳍原鲌	淡水	54
		鳅科	泥鳅属	泥鳅	淡水	91
		条鳅科	北鳅属	北鳅	淡水	29
			高原鳅属	似鲇高原鳅	淡水	105
		胭脂鱼科	胭脂鱼属	胭脂鱼	淡水	116
	鲈形目	鲳科	鲳属	银鲳	海水	117
				中国鲳	海水	124
		长鲳科	刺鲳属	刺鲳	海水	36
			花鲳属	花高体鲳	海水	57
		慈鲷科	罗非鱼属	口孵非鲫	淡水	70
		带鱼科	带鱼属	带鱼	海水	46
		笛鲷科	笛鲷属	红鳍笛鲷	海水	54
		鲷科	犁齿鲷属	二长棘犁齿鲷	海水	49
			棘鲷属	黄鳍棘鲷	海水	60
		鸡笼鲳科	鸡笼鲳属	斑点鸡笼鲳	海水	26
		棘臀鱼科	黑鲈属	大口黑鲈	淡水	40
			太阳鱼属	蓝鳃太阳鱼	淡水	71
		金钱鱼科	金钱鱼属	金钱鱼	海水	68

续表

类别	目	科	属	中文名	水域	页码
鱼类		金线鱼科	金线鱼属	金线鱼	海水	69
				六齿金线鱼	海水	78
		篮子鱼科	篮子鱼属	褐篮子鱼	海水	54
		狼鲈科	花鲈属	日本花鲈	海水	58
				中国花鲈	海水	58
		鳢科	鳢属	乌鳢	淡水	108
		鲈科	鲈属	河黄鲈	淡水	60
		鮨科	低纹鮨属	紫青低纹鮨	海水	122
			石斑鱼属	点带石斑鱼	海水	—
				棕点石斑鱼	海水	104
		鮨鲈科	鳜属	鳜	淡水	52
		鲭科	马鲛属	斑点马鲛	海水	83
				朝鲜马鲛	海水	81
				康氏马鲛	海水	82
			鲭属	日本鲭	海水	97
		鲹科	鲳鲹属	布氏鲳鲹	海水	34
				卵形鲳鲹	海水	35
		石首鱼科	黄鱼属	大黄鱼	海水	63
				小黄鱼	海水	64
			黄姑鱼属	黄姑鱼	海水	59
			梅童鱼属	棘头梅童鱼	海水	67
			鮸鱼属	鮸	海水	89
		鳍科	鳍属	多鳞鳍	海水	48
		虾虎鱼科	弹涂鱼属	弹涂鱼	海水	105
		鲟科	鲟属	日本鲟	海水	98
		长鲳科	刺鲳属	刺鲳	海水	36
		真鲈科	鳜属	鳜	淡水	52
	鳗鲡目	海鳗科	海鳗属	（灰）海鳗	海水	53
		鳗鲡科	鳗鲡属	鳗鲡	淡水	87
	鲇形目	鲿科	鳠属	斑鳠	淡水	28
			黄颡鱼属	黄颡鱼	淡水	61
			拟鲿属	乌苏拟鲿	淡水	109
			鮠属	长吻鮠	淡水	37

续表

类别	目	科	属	中文名	水域	页码
鱼类	鲇形目	胡子鲇科	胡子鲇属	胡子鲇	淡水	65
		鮰科	真鮰属	斑点叉尾鮰	淡水	27
		鮠科	鮠属	博氏鮠	淡水	31
		鲇科	鲇属	大口鲇	淡水	41
				鲇	淡水	92
	鲀形目	单角鲀科	马面鲀属	绿鳍马面鲀	海水	85
				马面鲀	海水	84
	仙女鱼目	狗母鱼科	龙头鱼属	龙头鱼	海水	79
	鳕形目	鳕科	鳕属	大头鳕	海水	—
	鲟形目	鲟科	鳇属	鳇	淡水	59
			鲟属	鲟鱼	淡水	114
	鲉形目	裸盖鱼科	裸盖鱼属	裸盖鱼	海水	118
	鲻形目	鲻科	龟鲅属	龟鲅	海水	53
			鲻属	鲻	海水	123
	鲼目	魟科	魟属	赤魟	海水	40
甲壳类	十足目	对虾科	对虾属	斑节对虾	海水	128
			新对虾属	刀额新对虾	海水	130
			滨对虾属	凡纳滨对虾	海水	131
			仿对虾属	哈氏仿对虾	海水	132
			明对虾属	中国明对虾	海水	140
			囊对虾属	日本囊对虾	海水	137
		海螯虾科	螯龙虾属	美洲螯龙虾	海水	136
		美螯虾科	原螯虾属	克氏原螯虾	淡水	134
		长臂虾科	白虾属	脊尾白虾	海水	126
				秀丽白虾	淡水	127
			沼虾属	罗氏沼虾	淡水	138
				日本沼虾	淡水	139
		长额虾科	长额虾属	北方长额虾	海水	129
		方蟹科	绒螯蟹属	中华绒螯蟹	淡水	145
		梭子蟹科	青蟹属	锯缘青蟹	海水	142
			梭子蟹属	红星梭子蟹	海水	141
			梭子蟹属	三疣梭子蟹	海水	143
			梭子蟹属	远海梭子蟹	海水	144

续表

类别	目	科	属	中文名	水域	页码
甲壳类	口足目	虾蛄科	口虾蛄属	口虾蛄	海水	135
贝类	蚌目	蚌科	无齿蚌属	河蚌	淡水	151
	海螂目	缝栖蛤科	潜泥蛤属	太平洋潜泥蛤	海水	159
	蚶目	蚶科	毛蚶属	魁蚶	海水	154
				毛蚶	海水	155
			泥蚶属	泥蚶	海水	156
	帘蛤目	蛤蜊科	蛤蜊属	四角蛤蜊	海水	158
			腔蛤蜊属	西施舌	海水	161
		截蛏科	缢蛏属	缢蛏	海水	163
		帘蛤科	巴非蛤属	波纹巴非蛤	海水	148
			蛤仔属	菲律宾蛤仔	海水	149
			青蛤属	青蛤	海水	157
			文蛤属	文蛤	海水	160
		蚬科	蚬属	河蚬	淡水	152
		竹蛏科	竹蛏属	竹蛏	海水	166
	贻贝目	江珧蛤科	栉江珧属	栉江珧	海水	164
		贻贝科	肌蛤属	寻氏肌蛤	海水	162
			贻贝属	紫贻贝	海水	167
	珍珠贝目	牡蛎科	巨牡蛎属	近江牡蛎	海水	153
		扇贝科	海湾扇贝属	海湾扇贝	海水	150
			栉孔扇贝属	栉孔扇贝	海水	165
	铠茗荷目	指茗荷科	龟足属	龟足	海水	174
	头楯目	长葡萄螺科	泥螺属	泥螺	海水	176
	新腹足目	蛾螺科	东风螺属	方斑东风螺	海水	172
		骨螺科	红螺属	红螺	海水	174
			荔枝螺属	荔枝螺	海水	175
	原始腹足目	鲍螺科	鲍螺属	杂色鲍	海水	170
				盘鲍螺	海水	169
		帽贝科	嫁蝛属	嫁蝛	海水	175
	中腹足目	苹果螺科	瓶螺属	福寿螺	淡水	173
		田螺科	圆田螺属	中华圆田螺	淡水	177
			石田螺属	石田螺	淡水	176
		玉螺科	扁玉螺属	扁玉螺	海水	171

续表

类别	目	科	属	中文名	水域	页码
其他	盾手目	刺参科	仿刺参属	刺参	海水	—
	无尾目	蛙科	侧褶蛙属	黑斑蛙	两栖	185
			林蛙属	林蛙	两栖	186
			木蛙属	牛蛙	两栖	187
	龟鳖目	鳖科	鳖属	中华鳖	淡水	184
		地龟科	拟水龟属	乌龟	淡水	183
	枪形目	枪鱿科	尾枪鱿属	中国枪鱿	海水	181
	乌贼目	乌贼科	乌贼属	金乌贼	海水	180
	方格星目	方格星科	方格星属	裸体方格星虫	海水	188

附录三 食物名称对照表

学名	中文名	英文名	别名
鱼类			
Acanthopagrus latus	黄鳍棘鲷	yellowfin seabream，yellowfin porgy	黄鳍鲷、黄立鱼、黄脚立、赤翅（仔）、花身、镜鲷、八角鱼
Acipenser spp.	鲟鱼	sturgeon	黄鲟
Anabarilius grahami	鱇浪白鱼	Kanglang white minnow	抗浪鱼、小花鱼
Anguilla spp.	鳗鲡	eel	河鳗、淡水鳗、青鳝、鳗鱼
Anoplopoma fimbria	裸盖鱼	sablefish	银鳕
Aristichthys nobilis	鳙	bighead carp	鳙鱼、花鲢、黑鲢、胖头鱼、大头鲢、摆佳鱼
Brachymystax lenok	细鳞鲑	lenok，salmo lenok	细鳞鱼、五色鱼、花鱼
Carassius auratus auratus	鲫	crucian carp，goldfish	鲫鱼、鲫瓜子、喜头鱼、鲋鱼
Channa argus	乌鳢	snakehead	乌鱼、黑鱼、才鱼、财鱼、生鱼、乌棒、蛇头鱼、文鱼、孝鱼
Chelon haematocheilus	龟鲮	mullet	梭鱼、乌仔鱼、豆仔鱼、梭状鲻
Clarias fuscus	胡（子）鲇	whiskered catfish	塘虱、塘角、土虱、土刹、胡子鲢、粘鱼、生仔鱼、鲢胡、旺虾
Collichthys lucidus	棘头梅童鱼	spinyhead croaker，black-gill bighead	梅童鱼、大棘、大头宝、烂头鱼、黄皮、大头仔、丁珠鱼
Cololabis saira	秋刀鱼	pacific saury	竹刀鱼
Coregonus ussuriensis	乌苏里白鲑	whitefish	白鲑、雅巴沙、兔子鱼、白鱼、大眼白
Ctenopharyngodon idella	草鱼	grass carp，white amur	草鲩、白鲩、草包鱼、鲲、池鱼、草根鱼
Culter alburnus	翘嘴鲌	topmouth culter	刁子鱼、岛子鱼、白鱼、曲腰魚、翘嘴仔、翘头仔
Cultrichthys erythropterus	红鳍原鲌	redfin culter	翘嘴红鲌、红鳍鲌、总统鱼、曲腰、翘嘴巴
Cynoglossus robustus	宽体舌鳎	broad tonguesole	龙利鱼、牛舌、龙舌、扁鱼、皇帝鱼、比目鱼

续表

学名	中文名	英文名	别名
Cynoglossus spp.	舌鳎	tonguesole	龙利鱼、牛舌、龙舌、扁鱼、皇帝鱼、比目鱼
Cyprinus carpio	鲤	common carp	鲤鱼、花脊鱼
Dasyatis akajei	赤魟	red stingray	赤土魟、红鲂、牛尾鲂、盘红、草帽鱼、黄鲼、黄鲂、老板鱼
Drepane punctata	斑点鸡笼鲳	spotted sicklefish，batfish	镜鲳、芝麻鱼、铜盘仔、金镜、加破埔
Elopichthys bambusa	鳡	yellowcheek carp，false salmon	大口鳡、猴鱼、竿鱼、水老虎、黄颊鱼
Epinephelus fuscoguttatus	棕点石斑鱼	tiger grouper	老虎斑、过鱼
Epinephelus malabaricus	玛拉巴石斑鱼	Malabar grouper	石斑、厉麻、马拉巴、虎麻
Esox reicherti	黑斑狗鱼	black spotted pike	河狗、鸭鱼
Evynnis cardinalis	二长棘犁齿鲷	threadfin porgy	红鲢鱼、鲢秧、圆头鲢、盘仔、血鲷、魬鲷、齐头盘、魬仔、血犁齿鲷
Gadus macrocephalus	大头鳕	pacific cod	鳕鱼、太平洋鳕、大头青、大头鱼、大口鱼、大头腥
Gymnocypris spp.	裸鲤	naked carp，scaleless carp	裸斑鱼、湟鱼
Harpadon nehereus	龙头鱼	bombay duck	水狗母、粉粘、那哥、镰齿鱼
Hemibagrus guttatus	斑鳠	spotted longbarbel catfish	斑点半鲿、鲇鱼、钳鱼、芝麻鲇、芝麻剑、剑骨鱼、白须鲇、剑鱼
Hemibarbus maculatus	花䱻	spotted steed	花骨鱼、花吉勾、吉勾鱼、吉花鱼、鲒花鱼、江鲫、鲫格郎、季郎鱼、鸡骨郎、鸡腿鱼
Hemiculter leucisculus	鰲	sharpbelly	白条鱼、白鲦鱼、朝鲜鰲、青鳞子、白鲦、蓝刀鱼、游刁子
Hucho taimen	哲罗鲑	taimen	哲罗鱼、者罗鱼、哲绿鱼、大红鱼
Huso dauricus	鳇	kaluga，sturgeon	鳇鱼、鲟鳇
Hypomesus olidus	池沼公鱼	pond smelt	公鱼、黄瓜鱼、亚洲胡瓜鱼
Hypophthalmichthys molitrix	鲢	silver carp	白鲢、鲢子鱼、连子鱼、胖子鱼、苦鲢子

续表

学名	中文名	英文名	别名
Hypoplectrus indigo	紫青低纹鮨	indigo hamlet，coral reef fish	青斑鱼
Ictalurus punctatus	斑点叉尾鮰	channel catfish，spotted sicklefish	钳鱼 / 斑真鮰、沟鲇、美洲河鲇、沟鲇、梭边鱼
Ilisha elongata	鳓	Chinese herring	鳓鱼 / 白力、曹白鱼、吐目、快鱼、鲙鱼、力鱼、白鳞鱼、鲞鱼
Larimichthys crocea	大黄鱼	large yellow croaker	大黄花鱼、大王鱼、黄瓜鱼
Larimichthys polyactis	小黄鱼	small yellow croaker	小黄花鱼、小黄瓜、厚鳞仔、红瓜
Larimichthys spp.	黄鱼	yellow croaker	黄口鱼、黄顺鱼、黄瓜鱼
Lateolabrax japonicus	日本花鲈	Janpanese seabass	七星鲈、青鲈
Lateolabrax maculatus	中国花鲈	spotted seabass	板鲈
Lateolabrax spp.	花鲈	seabass，sea perch	海鲈、青鲈、鲈花、鲈鱼、花寨
Lefua costata	北鳅	eight-barbel loach	八须泥鳅、泥鳅
Leiocassis longirostris	长吻鮠	longsnout catfish	鮰鱼、回头鱼、刁鱼
Lepomis macrochirus	蓝鳃太阳鱼	bluegill sunfish	蓝鳃鱼、蓝绿鳞鳃太阳鱼
Leuciscus baicalensis	贝加尔雅罗鱼	kirgize dace	小白鱼、小白条、小白鲦
Leuciscus waleckii	瓦氏雅罗鱼	amur ide	华子鱼、滑鱼、白鱼、阳浮子、浮子鱼
Lutjanus erythropterus	红鳍笛鲷	crimson snapper，red snapper	红鱼、赤笔仔、红鸡仔、红鳍赤海、红糟
Mallotus villosus	毛鳞鱼	（pacific）capelin	多春鱼、胡瓜鱼
Megalobrama amblycephala	团头鲂	bluntsnout bream，Wuchang bream，black	武昌鱼、鲂鱼、团头鳊、草鳊
Micropterus salmoides	大口黑鲈	largemouth black bass	黑鲈、加州鲈鱼、淡水鲈
Miichthys miiuy	鮸	miiuy croaker	敏鱼、米鱼、鳘鱼
Misgurnus anguillicaudatus	泥鳅	loach，Asian pond loach，oriental weatherfish	鳅鱼、拧沟、土鳅、胡溜、鱼溜、雨溜、河鰡、旋鰡
Monopterus albus	黄鳝	swamp eel，rice field eel	鳝鱼、蛇鱼、田鳝、田鳗、长鱼
Mugil cephalus	鲻	flathead grey mullet	梭鱼、青头、乌鱼、乌鲻、白眼梭、信鱼、奇目仔、肉棍子、尖头西

续表

学名	中文名	英文名	别名
Muraenesox cinereus	海鳗	pike eel，conger pike	灰海鳗、虎鳗、钱鳗、海龙、门鳝
Mylopharyngodon piceus	青鱼	black carp	青鲩、黑鲢、乌鰡、黑鲮、螺蛳青、黑鱼、青皮鱼
Myxocyprinus asiaticus	胭脂鱼	Chinese sucker	火烧鳊、火烧姥、黄排、血排、粉排、木叶盘、红鱼、紫鳊、燕雀鱼
Nemipterus hexodon	六齿金线鱼	ornate threadfin bream	虹色金线鱼、金线鲢
Nemipterus virgatus	金线鱼	（golden）threadfin bream	红杉鱼、金线鲢、红三鱼、黄线鱼
Nibea albiflora	黄姑鱼	yellow drum，white flower croaker	春只鱼、黄婆鸡鱼、罗鱼、假黄鱼、春子、铜罗鱼
Oncorhynchus keta	大麻哈鱼	chum salmon，dog salmon	北鳟鱼、大马哈鱼、大发哈鱼、罗锅鱼、钩吻鱼
Oncorhynchus mykiss	虹鳟	rainbow trout	鳟鱼、麦奇钩吻鳟、麦奇大麻哈鱼
Oreochromis spp.	口孵非鲫	Tilapia，mouthbrooder	罗非鱼
Pampus argenteus	银鲳	silver pomfret	平鱼、镜鱼、鲳鳊鱼、支子、白鲳、正鲳
Pampus chinensis	中华鲳	Chinese pomfret	斗鲳、白鲳、鹰鲳、镜鱼
Pangasius bocourti	博氏鲑	basa catfish	博氏鲑鲇、巴沙鱼
Parabramis pekinensis	鳊	white bream，amur bream	鳊花，白鳊、鲂鱼、扁鱼、辽河鳊
Pelteobagrus fulvidraco	黄颡鱼	yellow catfish，golden-bagrid	黄辣丁、黄刺鱼、黄龙、嘎牙鱼、嘎鱼
Perca flavescens	黄金鲈	yellow perch	河黄鲈、丝绸鲈、金鲈、金桂鱼、黄金桂鱼
Periophthalmus modestus	弹涂鱼	mudskipper，shuttles hoppfish	跳跳鱼、花跳、花条鱼、跳弹涂
Psenopsis anomala	刺鲳	melon seed butterfish	肉鲫、肉鲳、南鲳、瓜子鲳、肉鲫仔、蛇鲳、土鲳
Pseudobagrus ussuriensis	乌苏拟鲿	ussuri catfish	乌苏里鮠、牛尾巴、黄昂子、回鳇鱼
Pseudorasbora parva	麦穗鱼	stone moroko，topmouth gudgeon	小马鱼、尖嘴仔、车栓仔
Rhynchocypris lagowskii	拉氏大吻鱥	amur minnow	拉氏鱥、长尾鱥、柳根鱼、柳根子

续表

学名	中文名	英文名	别名
Rhynchocypris oxycephalus	尖头大吻鱥	fat minnow	尖头鱥、尖头柳根子、木叶鱼
Salmo salar	大西洋鲑	salmon	三文鱼、安大略鳟、鲑鱼
Sardinella spp.	小沙丁鱼	short-bodied sardine，sardinella	青鳞仔、鰛仔、沙丁鱼、扁仔、扁鰛
Sardinops sagax	拟沙丁鱼	pacific sardine	太平洋沙丁鱼、沙鲻、沙脑鰛、大肚鰛、无鳞扁鰛、鰛仔
Saurogobio dabryi	蛇鮈	Chinese lizard gudgeon	船钉子、川钉子、白杨鱼、打船钉、棺材钉、沙锥
Scatophagus argus	金钱鱼	scat，spotted scat	金鼓鱼
Schedophilus maculatus	花高体鲳	pomfret	花鲳、雪花鲳
Schizothorax prenanti	齐口裂腹鱼	schizothoracine fish	雅鱼、丙穴鱼、嘉鱼、细甲鱼、齐口细鳞鱼
Scomber japonicus	日本鲭	chub mackerel (thimble-eyed)	鲐鱼、青占鱼、青花鱼、青辉、白腹鲭、鲐巴鱼、青砖鱼
Scomberomorus commerson	康氏马鲛	striped mackerel，seer，snook	花交、土魠、梭齿、头魠、竹鲛、圆鲛
Scomberomorus guttatus	斑点马鲛	spotted seer，king mackerel	台湾马加䲠、白腹仔、白北
Scomberomorus koreanus	朝鲜马鲛	compressed mackerel，Korean seerfish	破北、破腹、阔腹仔、高丽马加䲠
Scomberomorus spp.	马鲛	mackerel，seerfish，seer	马交、马加䲠、䲠
Scophthalmus maximus	大菱鲆	turbot	多宝鱼
Siganus fuscescens	褐篮子鱼	rabbitfish	臭肚鱼、泥蜢、象鱼、树鱼、茄冬仔
Sillago sihama	多鳞鱚	silver sillago	沙尖鱼、沙鯪、沙钻、船丁鱼、川丁鱼、沙肠仔、沙梭鱼、麦穗鱼
Silurus asotus	鲇	Chinese catfish，east Asian catfish	土鲇、鲇拐子、鲇巴郎
Silurus meridionalis	大口鲇	southern catfish	南方鲇、南方大口鲇、河鲇
Siniperca chuatsi	鳜	mandarin fish，Chinese perch	鳜鱼、桂鱼、桂花鱼、季花鱼、松鼠鱼、姜母鱼、鳌花鱼
Sphyraena japonica	日本魣	barracuda，sea pike，snoek	金梭鱼、大眼梭子鱼、竹梭、梭仔、海狼鱼、犬鱼、尖头西、针梭

续表

学名	中文名	英文名	别名
Spinibarbus sinensis	中华倒刺鲃	qingbo carp	倒刺鲃、刺鲃、青波鱼、乌鳞、中华仕
Tanichthys albonubes	唐鱼	minnow，White Cloud Mountain minnow	金丝鱼、广东细鲫、白云山鱼、潘氏细鲫
Tenualosa reevesii	鲥	hilsa herring，reeves shad	生鳓、三来、锡箔鱼、鲥刺、三黎
Thamnaconus modestus	马面鲀	black scraper，leatherjacket	剥皮鱼、黑达仔、马面单棘鲀、橡皮鱼 面包鱼、短角单角鲀
Thamnaconus septentrionalis	绿鳍马面鲀	greenfin horse-faced filefish	剥皮鱼、面包鱼、橡皮鱼、七带短角单棘鲀
Tinca tinca	丁鱥	tench	丁桂鱼、丁鲑鱼、金鲑鱼、丁鱼岁
Trachinotus blochii	布氏鲳鲹	golden pompano，snubnose pompano，silver pampano	金鲳、鲳鲹、红杉、红沙瓜仔
Trachinotus ovatus	卵形鲳鲹	golden pompano	金鲳、黄腊鲳、红三黄腊鲳
Trichiurus spp.	带鱼	hairtail，silverfish	
Triplophysa siluroides	似鲇高原鳅	giant stone loach	老虎鱼
Xenocypris microlepis	细鳞鲴	yellow tail fish	板黄鱼、沙姑子、黄片
甲壳类			
Exopalaemon carinicauda	脊尾白虾	ridgepail prawn	海白虾、青虾、绒虾、迎春虾、五须虾
Exopalaemon mosestus	秀丽白虾	Chinese white prawn	太湖白虾、白米虾
Fenneropenaeus chinensis	中国明对虾	Chinese shrimp	明虾、东方对虾、青虾（雌）
Homarus americanus	美洲螯龙虾	American lobsters	美洲龙虾、缅因龙虾、波士顿龙虾
Litopenaeus vannamei	凡纳滨对虾	white-leg shrimp，Pacific white shrimp	南美白对虾、白对虾、白肢虾、海白虾、红虾、大红虾
Macrobrachium spp.	沼虾	freshwater prawn	
Macrobrachium nipponense	日本沼虾	oriental river prawn	河虾、沼虾、江虾、青虾、白米虾
Macrobrachium rosenbergii	罗氏沼虾	giant freshwater prawn	沼虾、河虾
Marsupenaeus japonicus	日本囊对虾	kuruma shrimp	斑节虾、竹节虾、花虾、基围虾（北方）

学名	中文名	英文名	别名
Metapenaeus ensis	刀额新对虾	greasyback shrimp，penaeid shrimp	基围虾、麻虾、沙虾、泥虾
Oratosquilla oratoria	口虾蛄	mantis shrimp	虾爬子、螳螂虾、虾虎、琵琶虾、濑尿虾、皮皮虾、虾拔弹、虾蛄
Pandalus borealis	北方长额虾	northern shrimp	北极虾、北极甜虾
Parapenaeopsis hardwickii	哈氏仿对虾	sword prawn，spear littoral shrimp	金钩虾、滑皮虾、硬壳虾、剑虾、青虾、硬枪虾
Penaeus monodon	斑节对虾	giant tiger prawn，black tiger prawn	虎斑虾、九节虾、鬼竹节虾、草虾
Procambarus clarkii	克氏原螯虾	red swamp crayfish	红螯虾、淡水龙虾、大红虾、小龙虾
Eriocheir sinensis	中华绒螯蟹	Chinese mitten-handed crab	河蟹、毛蟹、大闸蟹、湖蟹、清水蟹
Portunus pelagicus	远海梭子蟹	blue swimming crab	蓝花蟹、花蟹
Portunus sanguinolentus	红星梭子蟹	redspot swimming crab，three-spot crab	梭子蟹、三点蟹、三眼蟹、枪蟹、海虫、水蟹、门蟹、盖鱼、童蟹
Portunus trituberculatus	三疣梭子蟹	swimming crab	海蟹、梭子蟹
Scylla serrata	锯缘青蟹	mud crab	青蟹、黄甲蟹、蝤蛑
贝类			
Anodonta woodiana	河蚌	freshwater mussel	圆蚌、田蚌、菜蚌、湖蚌、背角无齿蚌
Musculus senhousei	凸壳肌蛤	asian date mussels，senhouse's mussel	寻氏肌蛤、云雀蛤、沙喇鲑、东亚壳菜蛤、海瓜子、薄壳
Argopecten irradians irradians	海湾扇贝	bay scallop	美国海扇蛤、大西洋扇贝
Atrina pectinata	栉江珧	comb pen shell	江珧、牛角江珧蛤、牛角蛤、牛角蚶、江珧蛤、江瑶、玉珧、带子、牛耳螺、云雀蛤
Chlamys farreri	栉孔扇贝	farrer's scallop	海扇、干贝蛤、法尔海扇蛤
Coelomactra antiquata	西施舌	surf clam shell，Zhanggang clam shell	漳港海蚌、车蛤 、土匙、沙蛤
Corbicula fluminea	河蚬	freshwater clam，salad clam，asian clams	黄蚬、金蚬、扁螺、台湾蚬、美蚬
Crassostrea ariakensis	近江牡蛎	oyster	生蚝、海蛎子、白蚝、蛎黄、蚵

续表

学名	中文名	英文名	别名
Cyclina sinensis	青蛤	Chinese venus, cyclina clam, venus clam	中国圆蛤、铁蛤、赤嘴仔、赤嘴蛤、环文蛤、海蚬、牛眼蛤、黑老婆、黑蛤
Mactra veneriformis	四角蛤蜊	white clam, surf clam, marine	方形马珂蛤、白蛤、白蚬子、泥蚬子
Meretrix meretrix	文蛤	hard clam, asiatic clam	花蛤、海蛤
Mytilus galloprovincialis	紫贻贝	blue mussel, common mussel	紫壳菜蛤、海虹、壳菜
Panopea generosa	太平洋潜泥蛤	pacific geoduck, clams	高雅海神蛤、象拔蚌、象鼻蚌、皇蛤、管蛤、海笋、皇帝蚌、女神蛤
Paphia undulata	波纹巴非蛤	undulating venus, short-necked clams	花甲王、油蛤、波纹横帘蛤、芒果螺、花蛤
Ruditapes philippinarum	菲律宾蛤仔	short-necked clams, Manila clam	花甲、花蛤仔、既子、砂规子、蚬子、等边蛤
Scapharca broughtoni	魁蚶	ark shell	赤贝、血贝、大毛蛤、瓦垄子
Scapharca subcrenata	毛蚶	rudder ark, ark shell	麻蛤、毛蛤、嘛蚶、珠蛤、瓦垄子、瓦楞子
Sinonovacula constricta	缢蛏	razor clam, constricted tagelus	大竹蛏、蛏子、海蛏、土蛏、青子、竹蚶、毛蛏蛤
Solen spp.	竹蛏	razor clam	
Tegillarca granosa	泥蚶	blood cockles, blood clam, blood ark shell	血蚶、血蛤、花蚶、狮蚶、瓦楞蛤
Babylonia areolata	方斑东风螺	areola babylon, ivory shell	象牙（凤）螺、凤螺、花螺、风螺、皇螺、黄螺
Bullacta exarata	泥螺	mud snail	泥蛳、黄泥螺、麦螺、梅螺、海泥板、吐铁、泥板、泥溜子
Capitulum mitella	龟足	goose barnacle, stalked barnacle	鬼爪螺、狗爪螺、佛手贝、石蜐、观音掌、海鸡脚、笔架、鸡冠贝、鸡足、鸡脚
Cellana toreuma	嫁蝛	limpet	帽贝、胭脂盏、花笠螺
Cipangopaludina chinensis	中华圆田螺	Chinese mystery snail	田螺、石螺
Glossaulax didyma	扁玉螺	hepatic moon shell, bladder moon	香螺、大玉螺、肚脐螺、海脐

续表

学名	中文名	英文名	别名
Haliotis spp.	鲍	abalone	石决明、海耳
Haliotis discus	盘鲍螺	disk abalone	盘大鲍、虾夷盘鲍、碟鲍螺、毛底石决明、翡翠鲍、大连鲍、盘鲍
Haliotis diversicolor	杂色鲍	small abalone	九孔鲍、九孔螺、珍珠鲍
Pomacea canaliculata	福寿螺	applesnail	苹果螺
Rapana bezoar	红螺	oyster drill，whelk，sea conch，red snail	小皱岩螺、皱红螺、角洦螺、玻螺、假猎螺
Sinotaia quadrata	石田螺	freshwater snail	螺蛳、田螺、湖螺、石螺、豆田螺、金螺、方田螺、方形石田螺
Thais spp.	荔枝螺	rock shell	蚵岩螺、苦螺
其他			
Apostichopus japonicus	刺参	sea cucumber	辽参、灰刺参、灰参、海鼠
Lithobates catesbeianus	牛蛙	bullfrog	木蛙、喧蛙、菜蛙
Mauremys reevesii	乌龟	Chinese three-keeled pond turtle，Reeve's turtle	中华龟、草龟、金龟、珍珠龟、金线龟、墨龟、泥龟、长寿龟、
Pelodiscus sinensis	中华鳖	Chinese soft-shell turtle	甲鱼、团鱼、水鱼、王八、元鱼
Pelophylax nigromaculatus	黑斑蛙	dark-spotted frog	青蛙、三道眉、田鸡、蚂蚜、黑斑侧褶蛙、泽蛙、金线蛙、水鸡、青鸡、泥蛙、虾蟆、虎纹蛙
Rana spp.	林蛙	wood frog	蛤士蟆
Sepia esculenta	金乌贼	cuttlefish	墨（斗）鱼、乌鲗、乌鱼、乌贼鱼、金墨贼、目鱼、花枝、梧桐花
Sipunculus nudus	裸体方格星虫	sand worm，clamworm	沙虫、星虫
Uroteuthis chinensis	中国枪鱿	loliginid squid	鱿鱼、枪鱿、枪乌贼、锁管、火箭鱿、尾枪鱿

参考文献：

1．中科院植物研究所，上海辰山植物园．中国自然标本馆CFH，https://www.cfh.ac.cn/default.html.
2．中科院动物研究所，中科院昆明动物研究所，中科院成都生物研究所，中科院上海植生生态研究所，中科院武汉水生所．中国动物主题数据库．http://zoology.especies.cn/.
3．中国水产科学研究院黄海水产研究所．国家海洋水产种质资源库．https://marine.fishinfo.cn/.
4．中国水产科学研究院．国家淡水水产种质资源库．https://freshwater.fishinfo.cn/#/home.
5．林洪、刘勇．国际贸易水产品图谱［M］．青岛：中国海洋大学出版社，2008.